Renate Hartwig
Krank in Deutschland

Renate Hartwig

Krank in Deutschland

Ein Tatsachenreport

Pattloch

© 2010 Pattloch Verlag GmbH & Co. KG, München
Alle Rechte vorbehalten. Das Werk darf – auch teilweise – nur mit
Genehmigung des Verlages wiedergegeben werden.
Lektorat: Bernhard Meuser
Umschlaggestaltung: ZERO Werbeagentur, München
Umschlagfoto: Tay Rees/Photographer's Choice/Gettyimages
Satz: Adobe InDesign im Verlag
Druck und Bindung: CPI – Ebner & Spiegel, Ulm
Printed in Germany
ISBN 978-3-629-02276-9

2 4 5 3 1

Besuchen Sie uns im Internet:
www.pattloch.de

Inhalt

1.
Vorwort

Dieses Buch hat eine faszinierende Vorgeschichte. Die Leser meines Buches »Der verkaufte Patient« werden sich an die spannenden Monate im Jahr 2008 erinnern, als in Bayern Patienten im Schulterschluss mit den Ärzten den Aufstand probten und sich der Protest auf ganz Deutschland ausweitete. Es ging um die vereinigte Kungelkoalition der sogenannten »Gesundheitsreformer«. Ein paar Großkopfete, wie man bei uns in Bayern sagt, hatten unter sich ausgemacht, wie »Gesundheit« in Deutschland in Zukunft läuft. Sie hatten sich von allen demokratischen Spielregeln verabschiedet und ein Szenario entwickelt, bei dem zwei Dinge klar waren. 1. Wer zahlt. 2. Wer daran verdient. Die Vorlage aller Veränderungen war in Amerika entstanden. In Deutschland sollte das Ding nur noch durchgezogen werden, unter Beteiligung einer gemischten Strippenziehertruppe aus Politik, Krankenkassen, Kassenärztlichen Vereinigungen (KV) und Vertretern der Pharma- und Medizinindustrie. Die Gesundheitsmafia hatte die Rechnung ohne uns Patienten gemacht. Wir waren den Plänen auf die Schliche gekommen und nicht mehr bereit, uns wie das Schlachtvieh zur Kasse treiben zu lassen. Die Losung lautete: Wir wollen keine amerikanischen Verhältnisse!

Meine verrückte Idee, das den politischen Entscheidungsträgern über eine Großveranstaltung klarzumachen, verwirklichte sich am 7. Juni 2008. Ich hatte kurzerhand das Olympiastadion in München gemietet, fand aber für diese Idee am Anfang nur Mitstreiter bei den bayerischen Hausärzten. Meine Überzeugung, es ist machbar, die Leute zu mobilisieren, steckte an. Und von Tag zu Tag kamen mehr, die sagten: Wir sind dabei! In der Sache hatte ich absolute Gewissheit gewonnen. Aufgrund meiner Recherchen zu dem Buch »Der verkaufte Patient« war mir seit 2007 sonnenklar, was in Berlin unter »Gesundheitsreform« verstanden wurde: An den Tischen der Macht wurde mit einem Heer von Lobbyisten um die Verteilung des großen Geldes regelrecht gepokert. Der Gesundheitsetat, dieser gewaltigste Posten im Staatshaushalt, erweckte eine so brachiale kollektive Begehrlichkeit, dass das bescheidene Handzeichen der Patienten (»Hallo, ihr in der Politik, sind unsere Beiträge zur gesetzlichen Krankenversicherung nicht dafür da, das Gesundheitssystem im Fall einer Erkrankung für Patient und Arzt abzusichern?«) vollkommen übersehen wurde. Wie heißt es in der themenzentrierten Interaktion? »Störungen haben Vorrang!« Also: Auf ins Olympiastadion! Und da sollten nicht nur die Patienten hin, sondern auch die Ärzte, Schwestern, Pfleger und sonstigen Heilberufe – im Grunde alle beim Gesundheitspoker Betrogenen. Es dauerte aber eine Weile, bis auch die Letzten (Ärzte beispielsweise) verstanden hatten, dass sie nicht mit am Pokertisch saßen, an dem die Pläne für den Umbau Gesundheitswesen entstanden. Dafür brachten sie einfach nicht genug Gewicht auf die Waage. Ihr Gezeter wurde belächelt, ihre Einsprüche abgetan, ihre Forderungen trickreich umgangen oder in Hinsicht auf den nächsten Wahltermin nur scheinbar erfüllt. Meine bis heute anhaltende Vision, Ärzte, Patienten und alle in medizinischen Berufen Tätigen im Schulterschluss gegen dieses Pokerspiel um Macht und Geld zusammenzuführen, verwirklichte sich zum ersten Mal an diesem (für mich geschichtsträchtigen) 7. Juni 2008. Immerhin geht es im Gesundheitswesen jährlich um inzwischen ca. 250 Milliarden Euro, die auf dem Pokertisch liegen.

Das Wunder geschah: 28 000 Menschen strömten an diesem wolkenverhangenen Samstag Richtung München. Über 300 Busse blockierten den Mittleren Ring, und die im Olympiastadion gehaltenen Reden hatten eine klare und unmissverständliche Botschaft. Wir kämpften zunächst einmal – die Wahrheit ist konkret (Brecht) – um den Erhalt unserer Arztpraxen vor Ort. Doch es ging und geht natürlich um viel mehr. Ein humanes, gerechtes Gesundheitswesen stand und steht zur Disposition. Man täusche sich nicht: Der Krake ist aktiv! Stück für Stück wird die Privatisierung im Gesundheitswesen vorangetrieben, als griffen eiserne Zahnräder ineinander, als wäre diese Mechanik ein Schicksal, zu dem es keine Alternative gäbe. Aus dem Gesundheitsministerium wurden meine Vorwürfe, sich den amerikanischen Vorgaben zu beugen, ja sich diesem horrenden System geradezu anzubiedern, als wäre die Gesundheit dort noch einmal erfunden worden, mit dem Wort »Verschwörungstheorie« als Versuch des Vertuschens abgetan.

Was mich zunächst total erstaunte: Warum spielten die Medien nicht mit? Hunderte von Mails erreichten mich in den Wochen nach dem Ereignis im Olympiastadion, die alle dieselbe Frage stellten: Warum versank dieser Protest so echolos in den Weiten der Medienlandschaft? Von den bayerischen Medien hatte ich wenig anderes erwartet.

Wir standen mitten in der Landtagswahl, und da konnte man Kritik und Warnungen nicht gebrauchen. Aber die bundesweiten Medien, bei denen die CSU keine Aktien in den Kameras hatte – warum glänzten sie durch Nichtberichten und Verschweigen? Warum wurde ich in Talkshows auf die Liste gesetzt, eingeladen und wieder ausgeladen? Zurück zum Olympiastadion: Wir wurden jedenfalls registriert – und das im wahrsten Sinne des Wortes!

Es ist an der Zeit, dass wir die politischen Vertuschungsversuche noch einmal aufgreifen. Fakt ist: Lügen haben kurze Beine. Meine Warnungen 2008 waren berechtigt. In diesem Buch werde ich beweisen, wir sind tatsächlich die Opfer einer Wirtschaftsstrategie, die deutsche Politiker in peinlichster Verbindung mit amerikanischen Konzerninteressen zeigt. Am Ende dieses Buches wird man sehen: Nach US-Vorbild wird in unserem umgebauten Gesundheitswesen der Mensch zum Spekulationsobjekt, das Gesundheitswesen zum Markt, der Arzt zum abhängigen Medizintechnokraten und die Behandlung zum knallharten Geschäft.

Durch das Raster dieser Ideologie fallen all diejenigen, die keine Kraft (mehr) haben zu kämpfen, weil sie durch ihre Krankheit auf die Hilfe eines wirklich guten Gesundheitswesens angewiesen wären, das keiner anderen Option folgt als dem maximalen Nutzen des wirklich kranken Menschen. Stattdessen wirtschaftet die Politik in die Bilanzen der Medizinkonzerne und Pharmaunternehmen; sie betreibt Wirtschaftsförderung statt Sozialpolitik. Fast alle Patienten haben das auf die eine oder andere Weise schon entdeckt, aber sie halten ihre persönliche Erfahrung für einen Zufall, den man nicht generalisieren kann. Nur, wenn tausendmal der gleiche »Zufall« passiert, steckt System dahinter. Dieses Buch wird

Ihnen zeigen, wie perfide der »Zufall« für die Kranken und die wichtigen Rädchen im Gesundheitswesen (Ärzte, Schwestern, Pfleger) organisiert ist. Die handelnden Personen rechnen mit der Komplexität der Verhältnisse und dass keiner mehr den Durchblick hat, wer nun wirklich noch das Interesse des Patienten im Blick hat und wer nur sein Schäfchen oder das Schäfchen eines Größeren, der ihn für seine Schäfchensorge bezahlt, im Blick hat. In den Zentren der Macht, in den Kapitalgesellschaften, den Klinikkonzernen, der Pharma- und Medizinindustrie ist man sich sicher, dass die große Restrukturierung kommt, ja dass man mit Riesenschritten auf den Umbau nach amerikanischem Vorbild zuläuft.

Der Leser kann sich sicher sein: Solange ich gehen und stehen kann, werde ich dagegenhalten. Hunderte Male (das ist keine fiktive Zahl) ist es mit bayerischen Hausärzten gelungen, den Film »Sicko« der Bevölkerung zu zeigen. Die Leute gehen wie betäubt aus dem Film, können es nicht glauben. Aber es ist so. Und genau die Täter in den USA, die in »Sicko« vorgeführt werden, haben seit Jahren Kontakt nach Deutschland, werden hier hofiert und wie der Messias begrüßt. Ihr verlogenes Produkt »Integrierte Versorgung« wird als der letzte Schrei verkauft und soll flächendeckend eingeführt werden. Und ich kenne schon das Argument, mit dem es durchgedrückt werden soll: »Wir haben kein Geld mehr.« Und die Kanzlerin, falls sie dann noch Kanzlerin ist, wird sich hinstellen und sagen: »Es gibt keine Alternative.« Merken Sie sich diesen Satz! Er ist das Ende von Demokratie und gleichzeitig die Bankrotterklärung jeder argumentativen Auseinandersetzung. Es gibt vielfältige Alternativen, wie die Gesundheitssysteme anderer Länder zeigen.

Lassen Sie sich auch von niemandem erzählen, es gäbe keine Alternative zur radikalen Privatisierung des Gesundheitswesens. Das ist nur die Redeweise der Interessierten, die Sprachregelung der Konzerne und die Bauchrednerei ihrer politischen Marionetten. Damals, im Jahr 2007, als ich durch meinen Hausarzt erstmals auf einige höchst seltsame Erscheinungen und Zusammenhänge aufmerksam gemacht wurde, flogen bereits Delegationen aus dem Bundesgesundheitsministerium in die USA zum Studium des Umbaus, der abseits des öffentlichen Gequakes Schritt um Schritt seiner Vollendung entgegenschreitet. Gut ein Jahr später versuchte der heutige »Patientenvertreter« der CDU/CSU, Wolfgang Zöller, meinen Vortrag gegen den Ausverkauf unseres Gesundheitswesens in seinem Wahlkreis Miltenberg gegenüber Ärzten madig zu machen. Hintergrund: Die Rhön Klinikum AG kaufte in der Region Krankenhäuser auf und privatisierte sie. MdL Berthold Rüth, sein Parteifreund – der diesen Verkauf begleitete –, weigerte sich in der Diskussion nach meinem Vortrag, meine Frage nach der Höhe des Kaufpreises zu beantworten. Die ca. 700 anwesenden Bürger und Bürgerinnen waren sprachlos, als er argumentierte: Es gebe ein Stillhalteabkommen über den Kaufpreis. Nicht zu vergessen: Es handelt sich bei unseren Krankenhäusern um Allgemeingut, das hier verscherbelt wird. MdL Rüth, CSU, sieht sich selbst als Lobbyist der Menschen der Region Miltenberg. Im März 2010 traf ich ihn auf einer Podiumsdiskussion. Nicht zu fassen, er hat, wie mir scheint, nichts dazugelernt. Er würde auch heute dem Verkauf der Kliniken zustimmen. Auch er sagte: Nie und nimmer werde es in Deutschland zu amerikanischen Verhältnissen kommen. Obwohl der Ausverkauf unserer Krankenhäuser

nach amerikanischem Muster (erkennbar an den Kliniken typischerweise vorgelagerten medizinischen Versorgungszentren) bereits in vollem Gange ist.

Wie nennt man das? Blind sein? Ich nenne das Verweigern von Fakten und den Versuch, Informationen zu
verhindern, schlichtweg Feigheit! Ja, wir wurden als Bevölkerung für dumm verkauft. Mit salbungsvollen Reden wurden wir hingehalten. Wahrheit wurde (und wird)
unterdrückt. Die sie aussprachen, wurden totgeschwie-
gen. Manchmal hatte ich den Eindruck, als würde ich
mich in einem Kampf gegen Windmühlen befinden, die
sich immer schneller drehten.

Dabei hielt ich das Material in der Hand. Lesen konnte ich auch. Über den Film von Michael Moore und auf
verschiedene andere Weise bekam ich Kontakte in die
USA. Bereitwillig half man mir dort und schickte mir
alles zu, was niemand in der breiten Öffentlichkeit in
Deutschland wissen sollte, ginge es nach dem Willen der
Gesundheitslobby. Aber nun besitze ich sie eben doch,
die Materialien, aus denen klar hervorgeht, dass die Warnungen über den einseitigen Umbau unseres Gesundheitswesens nicht über-, sondern untertrieben sind.

Was geschah seit 2008? Die Politik versuchte Ruhe an
die kritische Front zu bringen. Hinter den Kulissen agier-
te man weiter in Richtung Privatisierung. Kassenfürsten
und -fürstinnen (wichtige Protagonisten in diesem Me-
dizinmonopoly) streuten ungehindert Desinformationen
in der Öffentlichkeit. Der Tenor ging in zwei Richtun-
gen: 1. Wir Deutschen gehen zu oft zum Arzt; und 2. Die
Ärzte wollen zu viel Geld.

Gehen Sie davon aus: Das sind klassische Nebelker-
zen, die nur den schnelleren Umbau des sozialen Gesundheitswesens in ein kapitalgesteuertes Geschäft be-

treiben. Wenn das kommt – auch das eine Prophezeiung von mir –, wird es erst richtig teuer und richtig schlecht. Und ich sage Ihnen auch, wer es bezahlt: Sie, sofern Sie noch Geld haben. Sollten Sie kein Geld mehr haben, dann gnade Ihnen Gott, wenn Sie wirklich krank werden. Das ist nicht schwer zu durchschauen. Ich wundere mich nur über den Zustand des kritischen Journalismus in Deutschland. Warum hat kaum ein Medium diese gezielte Vernebelungstaktik beim Namen genannt? Wo sind die »Köpfe«, die noch den Mumm haben, sich gegen die Gewalt der negativen Veränderung zu stellen?

Überraschende Aussagen

Reden wir einen Moment von der Politik und den Politikern. Gefreut habe ich mich, als ich im Oktober 2008 Unterstützung von prominenter Seite entdeckte. Die Ärztezeitung (Nr. 181) dokumentierte den Auftritt des CDU-Sozialpolitikers Heiner Geissler auf dem Gesundheitspflegekongress in Hamburg. Seine couragierte Analyse wäre mir noch glaubwürdiger erschienen, wären nicht die epochalen Weichenstellungen, die man nun bitter beklagt, in einer Zeit getroffen worden, in der Heiner Geissler Teil der politischen Entscheiderelite war. Der Ruf nach dem ganz großen Kurswechsel hat ein Geschmäckle, wenn es dieselben Leute sind, die jetzt zur Attacke auf die roten Lichter eines abfahrenden Zuges blasen, dessen Fahrtrichtung sie mit geplant haben. Bevor Geissler seine Einsichten, von denen gleich die Rede sein wird, zu Gehör brachte, hatte Horst Seehofer im Jahr 2003 schon einen lichten Moment, an den zu erinnern ich nicht müde werde. Nun ist der Mann, anders als Geissler, wieder am Drücker. Es war in der Zeit, als Horst Seehofer, nach schwerer Krankheit wieder genesen und ohne Amt, sich den kritischen Fragen des ZDF-Magazins Frontal 21 stellte. Seehofer hatte über den unglaublichen Einfluss der Pharmaindustrie gesprochen. Das Magazin hakte nach: »Heißt das denn, dass die Lobby wirklich so stark war – die Pharma-Lobby gegen die Politik – und Sie quasi dann da zurückziehen mussten?« Horst Seehofer antwortete: »Ja, das ist so. Seit 30 Jahren bis zur Stunde, dass sinnvolle strukturelle Veränderungen auch im Sinne von mehr sozialer Marktwirtschaft im deutschen Gesundheitswesen nicht möglich sind wegen des Widerstandes der Lobby-Verbände.« Bei Frontal 21 wollte man das nicht glauben: »Aber es kann ja nicht sein, dass die Industrie stärker ist als die Politik. Also letzten Endes muss es doch heißen, die Politik muss sagen: Nein, so geht es nicht.« Horst Seehofer: »Ja, ich kann Ihnen nicht widersprechen.«

Dieser politische Offenbarungseid ist nun keineswegs Ausdruck einer vorübergehenden Schwäche. Horst Seehofer fügt dem Trauerspiel im Jahr 2010 einen zweiten Akt hinzu. Nur haben es nicht ganz viele Leute gemerkt. Der Zusammenhang war so lokal wie »lustig«; es gab Maibowle, und es durfte gelacht werden. Seehofer war am 10. Mai 2010 zu Gast bei dem fränkischen Comedian Erwin Pelzig, einem wahrhaft wachen Mann. Der hatte in der vorausgegangenen Sendung Uwe Dolata im Studio. Dolata, führender Wirtschaftskriminalist, Lehrbeauftragter in Würzburg, Korruptionsexperte im Bund Deutscher Kriminalbeamter, hatte mit seiner Bilanz nicht hinter dem Berg gehalten: »Die Pharmabranche hat unsere Politiker fest im Griff. Die sind praktisch nur noch Marionetten. Auch Herr Rösler schafft es nicht. Er wird bald als Bettvorleger enden.«

Erwin Pelzig hatte diese Botschaft irritiert. Vielleicht erhoffte er sich von Horst Seehofer eine beruhigende, wenigstens abschwächende Botschaft. Doch der bayerische Ministerpräsident, der zuvor entspannt an der Maibowle genippt hatte, setzte gegenüber Dolata noch eins drauf, als er Erwin Pelzig wie seine eigenen Wähler wissen ließ: »Diejenigen, die entscheiden, sind nicht gewählt, und diejenigen, die gewählt werden, haben nichts zu entscheiden!« Mir blieb das Lachen im Halse stecken. Ich habe aus Politikermund noch nie eine offenere Erklärung über unsere demokratischen Verhältnisse gehört. Es ist für mich sogar der indirekte Tipp, auf die Straße zu gehen. Aber es steckt in der Aussage auch eine Gefahr: Radikale Rattenfänger könnten darin eine Aufforderung sehen, sich des herrenlosen Hundes Demokratie anzunehmen. Es soll uns etwas sagen über die Zähne der Politik in diesem Spiel. Ich will es noch immer nicht glauben, dass nur die die Zähne, die den Politikern im Ruhestand wachsen, beißen.

So habe ich mich trotz allem gefreut, als ich in der Ärztezeitung las: »Der CDU-Politiker Heiner Geissler plädiert im Gesundheitswesen für einen radikalen Kurswechsel. Der Patient wird zum Kunden, der Arzt zum Fallpauschalenjongleur, diese Entwicklung im Gesundheitswesen hat der CDU-Politiker und frühere Bundesgesundheitsminister Dr. Heiner Geissler beim Gesundheitspflegekongress in Hamburg angeprangert. (…) Nötig sei Druck von der Straße, wie ihn die Großdemonstrationen der Klinikmitarbeiter in Berlin erzeugt habe: ›Sie müssen sich wehren, streiten, Lärm machen, gehen Sie auf die Straße, sonst werden Sie nicht gehört.‹«

Machen wir, Herr Geissler, worauf Sie sich verlassen können. Nur hätten wir gerne den einen oder anderen Aktiven aus Ihrer Zunft an der Seite. Es kann doch nicht sein, dass einen ganze Garde von Politikern in Demut wegknickt, weil ein paar Wirtschaftsbosse böse schauen. Oder sind es gar nicht die Wirtschaftsbosse? Ist es vielleicht die Parteiräson, die zum Gleichschritt zwingt? Wer bringt die Parteiräson zur Räson? Können wir uns den ganzen Idealismus abschminken? Besteht vielleicht das letzte Motiv allen politischen Handelns in dem einen, banalen Sätzchen: »Wer zahlt, schafft an«? Und wenn das so ist: Wer zahlt dann? Und wen? Wer wird da mit welchen Mitteln in den Zustand einer unbedingten Verbindlichkeit hineinmanövriert, dass der zahnradartige Durchgriff sich maschinenartig bis zur letzten kleinen Abgeordnetenmarionette fortsetzt? Und keiner schert aus, solange er einen Sessel unter dem Hintern hat? Das wäre doch jämmerlich!

Es gibt sie längst – die Systemopfer

Die Idee zu diesem Buch entstand durch meine Kontakte zu den Systemopfern dieser Republik. Das sind vor allem die Menschen, die krank sind und plötzlich entdecken, welchen teilweise völlig abstrusen politischen Rahmenbedingungen sie ausgeliefert sind. Dieser Tage wieder begegnete ich einer jungen, hübschen, modernen Frau, die von heute auf morgen aus einer Topstellung im Bildungswesen gerissen wurde, weil sie Opfer eines Unfalls wurde und sich quasi über Nacht im Rollstuhl wiederfand. Alles in ihr rebellierte gegen dieses Schicksal.

Sie hatte nur einen Wunsch: Trotz ihrer Behinderung wollte sie so schnell wie möglich wieder ihren Job aufnehmen. Statt sinnvollen, praktischen, pragmatischen Beistand zu erfahren, wie sie ihn unmittelbar nach dem Unfall von Pflegern und Ärzten übrigens auf überwältigend positive Weise erlebt hatte, fand sie sich plötzlich in einem Krieg vor – einem absurden Stellungs-, Busch- und Kleinkrieg mit der Krankenkasse, dem Versorgungsamt und vielen anderen Dienststellen. Über Wochen hin wurde eine Art Papierblockade um sie herum errichtet. Sollte sie kuschen, tricksen, Widerstand leisten, protestieren, drohen, vorgesetzte Dienststellen einschalten? Um das Nötigste musste sie förmlich betteln, was sie als entwürdigend empfand, weshalb sie verschiedene Hilfsmittel, die ihr dem Papier nach zustanden, kurzerhand aus der eigenen Tasche bezahlte. Andererseits wurde sie mit Leistungen überhäuft und mit bürokratischer Gewalt zur Annahme therapeutischer Maßnahmen gezwungen, die sie gar nicht brauchte. Das Fazit dieser klugen und aktiven Frau: »Manchmal bin ich in Tränen ausgebrochen, nicht weil es mir so schlechtging (ich bin hart im Nehmen). Nein, weil sie es einfach mit mir machten!«

Hoffentlich versteht diese Frau (und hoffentlich verstehen immer mehr Menschen), dass es hier nicht mehr um eher zufällige, daher reparable Struktur- und Funktionsmängel des Gesundheitssystems geht. Nein, dieser Krieg hat Methode. Das Bombardement an Formblättern ist nur eine Waffe, die von den Kassen gezielt gegen die belastenden Kostenfaktoren, nämlich die Kranken, Alten oder Behinderten eingesetzt wird. Den treusorgenden Plakaten der Kassen glauben die wirklich Kranken immer seltener. Die haben ihre Schlachten geschlagen. Und wehe dir, du hast keinen, der dir hilft, oder du hast keine

Kraft mehr, um selbst für dein Recht einzutreten. Oder du bist vielleicht nur ein einfacher Mensch, dem der virtuose Umgang mit Formularen nicht in die Wiege gelegt wurde!

Systemopfer sind aber auch die Ärzte, die sich für diesen Beruf entschieden haben, weil sie es lieben, Menschen zu helfen, ihre Krankheiten zu heilen, und wenn ihnen dies einmal nicht gelingt, Leiden zu lindern. Sie fallen genauso durch das Raster der seelenlosen, profitgeilen Konzernmedizin wie der Kranke, der für die Kostenrechner des Systems keinen Gewinn bringt.

Noch ein paar denkwürdige Zahlen gefällig zur allgemeinen Klage, unser Gesundheitssystem sei quasi pleite? Das Gesundheitsministerium ließ uns noch 2009 wissen, die Krankenkassen hätten im Moment einen gutgefüllten Sparstrumpf! Die Rücklagen, hieß es, belaufen sich auf 4 bis 5 Milliarden Euro. Nach den letzten Zahlen hat die gesetzliche Krankenversicherung im Jahr 2008 insgesamt einen Überschuss von 1,4 Milliarden Euro erwirtschaftet! Nicht zu vergessen: Dieses Geld fiel nicht vom Himmel; es stammt alles von unseren Beitragsgeldern. Bereits am 4. Juli 2009 meldete www.1A-Krankenversicherung.org/nachrichten: Allein die Barmer Ersatzkasse (BEK) gab im ersten Halbjahr 2009 knapp 4 Millionen Euro für Werbung aus, das sind 83 Prozent mehr als im Vorjahreszeitraum. Die Allgemeinen Ortskrankenkassen (AOK), die sich jetzt Gesundheitskassen nennen, investierten mit 9,44 Millionen Euro 28 Prozent mehr in Werbemaßnahmen. Bei der Deutschen Angestellten-Krankenkasse (DAK) gab es eine Steigerung der entsprechenden Ausgaben um 36 Prozent auf 2,44 Millionen Euro. Die Kosten für die Werbung der Techniker Krankenkasse (TK) stiegen nur leicht auf knapp 900 000 Euro. Den Vogel aber schoss die KKH-Allianz ab. Dort wurden die Werbemittel von 293 000 Euro im ersten Halbjahr 2008 auf sage und schreibe 2,44 Millionen Euro aufgestockt!

Diesen Zahlen gegenüber stehen Ordner voll mit Beweisen, in denen Kranke von ihren Kassen abgewiesen werden, wenn es um eine vom Arzt notwendig erachtete Behandlung, Heil- oder Hilfsmittel, Medikamente oder Therapien ging oder geht. Seit langem laufen die Strategien der Kapitalgesellschaften, diese unsere Gelder in ihre Gewinnbilanz zu transferieren.

In der Folge werde ich Ihnen eine Fülle von sehr konkreten Beobachtungen aus allen möglichen Bereichen unseres Gesundheitswesens anbieten, gemischt mit einer gehörigen Portion Reflexion. Das Konkrete und das politisch Allgemeine, beides gehört zusammen. Die geschilderten Fälle flogen mir in den meisten Fällen zu. Patienten aus ganz Deutschland schickten mir Berge von Material, in vielen Fällen so umfangreich, dass ich Jahre bräuchte für eine intensivere Betrachtung. Andere Patienten schilderten mir am Telefon ihre Leiden. Ärzte nahmen mich am Rand von Veranstaltungen zur Seite. Krankenschwestern und Pflegekräfte boten mir an »zu reden« – ich müsse ihnen nur ein Zeichen geben. Auch aus dem Ausland kamen Zuspruch und Material. Kenner der amerikanischen Situation meinten: »Sie wissen gar nicht, wie recht Sie haben!« Aber davon soll ja noch gesondert die Rede sein. Springen wir einfach in den Alltag von »Krank in Deutschland«!

2.
Hilfsmittel verweigert

Fünfzehn Jahre Kampf
und kein Ende

Geschickt lenkt sie ihren elektrischen Rollstuhl durch die verwinkelten Straßen der Stadt. Sie kennt die Blicke der Menschen und hat sich längst daran gewöhnt, diese Mischung aus Mitleid und Wegschauen zu ertragen. Manchmal möchte sie mit ihrer rechten, gesunden Hand auf den Knopf drücken, auf die Menschen zufahren und all denen, die nicht wissen, warum sie in diesem Rollstuhl sitzt, erklären, was passiert ist.

Vor mir sitzt eine 31-jährige junge hübsche Frau. Seit ihrer Geburt war sie bereits körperbehindert durch eine Dysmelie (Handfehlbildung) an der linken Hand. So war sie eben aufgewachsen, und es machte ihr auch keine besonderen Probleme – bis zu ihrem Schulsportunfall im Dezember 1995. Sie hatte sich mit ihrer Behinderung gut arrangiert und kompensierte sie durch aktiven Sport. Wer sie nicht kannte, bewunderte die junge Frau nicht nur wegen ihrer Freundlichkeit, sondern auch wegen ihrer Geschicklichkeit und auch wegen ihrer mentalen Stärke, mit der sie ihr Leben trotz ihrer Behinderung meisterte.

Und dann kam er, dieser schwarze Tag im Dezember 1995, an dem sie sich eine schwere Knieverletzung zuzog. Die Schule reagierte richtig. Man brachte sie umgehend zum Arzt. Der diagnostizierte als Erstes eine starke Prellung und verarztete sie mit einem Salbenverband. Die Tage vergingen, der Salbenverband wurde gewechselt, doch nach 10 Tagen trat überhaupt keine Besserung ein. Die Orthopädin verpasste ihr über einen Zeitraum von vier Monaten hinweg eine Gehstütze. Inzwischen hatte sie gewisse Haltungsschäden entwickelt, die durch die einseitige Belastung der gesunden Armhälfte entstanden waren.

»Liebe Patienten, wir sind ab Montag die nächsten zwei Wochen in Urlaub. Meine Vertretung ist Dr. XY«, las sie rein zufällig bei einem Kontrollbesuch in der orthopädischen Praxis. Die Patientin bat ihre Ärztin noch: »Frau Doktor, bitte geben Sie mir einen Überweisungsschein in die Uniklinik, irgendwas muss jetzt passieren. Und solange Sie im Urlaub sind, kann das vielleicht in der Klinik geklärt werden, was mit diesem Knie ist.« Frau Doktor war auch kooperativ, verpasste ihr noch einen Gips, verabschiedete sich in den Urlaub und tröstete sie: Man werde den Fall nach ihrem Urlaub im Krankenhaus schon geklärt bekommen.

Was die Patientin zu diesem Zeitpunkt nicht wusste: Hinter den Kulissen hatte es bereits Auseinandersetzungen zwischen der Haftpflicht und ihrer Krankenkasse gegeben, die sich gegenseitig den Kostenfaktor Schulunfall zuschanzen wollten. Wer sollte die Verordnungen oder Hilfsmittel übernehmen?

Statt direkt ins Klinikum zu gehen, trieben die unerträglichen Schmerzen die junge Frau in das Wartezimmer eines weiteren Orthopäden. Nachdem der Gips entfernt worden war, stellte man nun endlich durch eine Röntgenaufnahme einen vorderen Kreuzbandriss fest.

Die Frau atmete auf. »Wenn das Problem einmal erkannt ist«, dachte sie, »wird es schon irgendeine Heilung geben.« Sie ahnte nicht, dass die Diagnose aber nur das Startzeichen zu einem Therapiemarathon werden sollte. Im Laufe der Zeit wurden fünfzehn Knieoperationen notwendig, die alle nicht richtig erfolgreich verliefen. Weshalb und warum, das weiß niemand. Ihr Status heute: Das rechte Kniegelenk ist komplett instabil; sie hat eine Peroneusparese (Lähmung) am rechten Sprunggelenk.

Der Beginn dieser Tragödie liegt nun fünfzehn Jahre zurück. Die Geschichte dieser jungen Frau ist einer dieser Fälle, in denen Atteste und Gutachten Ordner füllen. Blättert man in den Unterlagen, erkennt man sehr schnell, dass es kaum um medizinisch-therapeutische Dinge geht. Es geht um Geld. Nur um Geld. »So langsam bin ich am Ende meiner Kräfte«, sagt mir die junge Frau mit leiser Stimme. Ihr Blick ist dabei leer. Sie schlägt ihre Stirn in Falten und sprudelt los: »Die Geschichte mit dem elektrischen Rollstuhl muss ich Ihnen erzählen. Zwei Jahre lang habe ich gekämpft. Zwei Jahre lang war ich eine Gefangene in meiner eigenen Wohnung. Siebzehn Gutachter habe ich hinter mir. Die Ärzte wissen nicht so recht, was sie mit dem Bein anstellen sollen. Mehrere Rechtsanwälte für Sozialrecht und das Sozialgericht haben sich mit meinem Fall befasst. Ich komme mir vor wie ein Kieselstein im Wasser, über den alles hinwegspült.« – »Aber das alles muss sich doch regeln lassen!«, wende ich ein. »Dass Sie krank sind und Hilfsmittel brauchen, das sieht doch jeder!«

Die junge Frau lächelt, wobei ihr Mund einen bitteren Zug annimmt: »Die Unfallkasse behauptete, das alles wäre nicht die Folge des Schulsportunfalls. Meine Krankenkasse sagte das Gegenteil. Ein Gutachter widersprach der Schuldzuweisung des letzten Gutachtens. Und bevor die ganze Angelegenheit erledigt war, weigerten sich beide, Unfallkasse und Krankenkasse, den notwendigen elektrischen Rollstuhl zu finanzieren. Ich saß auf dem Trockenen. Und nicht nur das. Dieselbe Weigerung galt natürlich auch für alle Hilfsmittel und Verordnungen, die ich unbedingt brauchte. Irgendwann dachte ich, das wäre vielleicht zu klären mit einem Sprung durchs Fenster. Aber davor hatte ich Schiss. Natürlich weiß ich nicht, warum ich gestürzt bin, damals in der Turnhalle, ich habe das ja auch nicht absichtlich gemacht. Aber der Unfall fand nun einmal während des Turnunterrichts in der Schule statt. Jedem, dem ich es erzähle und dem ich die Unterlagen zeige, sagt dasselbe: Du, das ist doch eine ganz klare Sache! Ist es vielleicht auch. Bloß nicht für die Experten von Unfall- und Krankenkasse. Warum zog sich das über Jahre hin? Ich kann nur vermuten: weil es so gewünscht wurde. Erzielt man keine Einigung, na, umso besser, dann kann man sich jahrelang vor den Kosten drücken.«

»Wie – und Sie kamen die ganze Zeit nicht aus dem Haus?«, wollte ich wissen. »Doch, irgendwann schon«, sagte die junge Frau. »Mit Hilfe von Freunden, der Familie und mit dem bisschen Geld, das ich auf meinem Sparbuch hatte, kaufte ich mir schließlich selbst einen elektrischen Rollstuhl. Weitere zwei Jahre vergingen, in denen ich zwischen immer neuen Gutachten und Attesten versuchte, wenigstens einen Teil meiner Investition für diesen Rollstuhl erstattet zu bekommen. Einer der Hauptgründe, warum er mir vonseiten der Kasse verweigert wurde, war meine gesunde rechte Hand. Ein Mensch mit einer gesunden rechten Hand brauche ja wohl keinen elektrischen Rollstuhl! Stellen Sie sich das einmal vor!

Erst als ich mit Öffentlichkeit drohte, knickte die Kasse ein und hat mir jetzt das Geld für den Rollstuhl überwiesen.«

Was sagt uns dieser Fall? Nüchtern betrachtet ist das eine einträgliche Geschichte – für das Krankenhaus, Gutachter, Therapeuten, Produzenten von Heil- und Hilfsmitteln. Nur für denjenigen nicht, der bezahlen soll: die Kasse. Bis zur Klärung eines solchen Schulsportunfalls fließt viel Wasser die Donau hinunter. Nun muss man natürlich eine gewisse Zeit ansetzen, bis man eine eindeutige Diagnose, eine klare Therapie und die geeigneten Hilfsmittel herausgefunden hat. Auch diagnostische Fehleinschätzungen kosten Zeit und Geld. Aber dann sollte doch alles getan werden, damit der Kranke, der ohnehin ein schweres Schicksal hat, gut leben kann. Die Kasse steht in der Pflicht, auch wenn der Fall für sie teuer zu stehen kommt. Dafür ist unser Solidarsystem aufgebaut, dass der Gesunde für den Kranken, der junge Mensch für den alten Menschen, der Nichtbehinderte für den behinderten Menschen eintritt. Diese ethische Komponente ist das Herzstück, aus der die Idee »Krankenkasse« entstand.

Nun gibt es aber einen Torpedo auf diese »Idee« – das ist die Vorstellung, auch eine Krankenkasse sei so etwas wie ein Wirtschaftsunternehmen und müsse wie jede andere Firma daher in erster Linie Gewinne erwirtschaften. Hier beginnt der Umbruch. Denn laut Gesetz ist dies als Körperschaft öffentlichen Rechts (was Kassen sind) ja gar nicht möglich. Natürlich müssen Krankenkassen wirtschaftlich denken. Wenn aber ihr ethisches Herz herausoperiert wird und durch das kalte Herz der Wertschöpfungsdenke ersetzt wird, dann wird alles verdorben. Dann schiebt man die »Kostenfaktoren«– ein solcher Kostenfaktor ist beispielsweise diese (zudem auch noch) junge Frau, die unbedingt einen elektrischen Rollstuhl braucht – so lange zwischen denkbaren Kostenerstattern hin und her, bis es nicht mehr geht. Irgendwann, das wissen auch die streitenden Kassen, ist für den einen oder den anderen eine Rechnung fällig. Aber bis dahin wird sich der »Kostenfaktor«vielleicht bei vielen kleinen Posten anderweitig beholfen oder aus dem Fenster gestürzt haben. Das ist die kostengünstigste Lösung für die Kasse, die sich um Sie auf dem Plakat so sorgt.

In Frankreich werden die Zahlen der Krankenkassen veröffentlicht, geheime Rückhalte, Vermögensanhäufungen und Rückstellungen etc. sind unter den Augen der Öffentlichkeit nicht möglich, und die französische Verfassung sagt in der 1789 festgestellten Erklärung der Menschen- und Bürgerrechte: Jeder Staatsbeamte ist auskunftspflichtig! Bei uns werden Zahlen nach Gutsherrenart verteilt. Mal erwirtschaften die gesetzlichen Krankenkassen in der öffentlichen Darstellung satte Überschüsse, und es gibt Rücklagen von 4 bis 5 Milliarden Euro wie in 2009 (keiner weiß so recht, warum), und mal vermisst man 11 Milliarden in 2010 – und wieder fehlt dafür jede saubere Rechnung. Man hat den Eindruck, dass die genannten Zahlen jeweils nur *politische Zahlen* sind. Man braucht sie, um einen bestimmten Effekt zu erzielen und bestimmte Modelle durchzusetzen. Beispielsweise für das Berliner Gauner- oder Meisterstück – wie soll man es nennen? – vom 6. Juli 2010, wonach die Kassen die einkommensunabhängigen Zusatzbeiträge, die allein von den Versicherten bezahlt werden, künftig nach eigenem Ermessen in unbegrenzter Höhe festlegen dürfen.

Die Devise »Wir schieben das Bezahlen auf, solange es geht« ist zynisch gegenüber dem konkreten Patienten; sie blendet sein Leid vollkommen aus. Dieses Verhalten beweist eine unglaubliche Abgestumpftheit gegenüber konkreten Menschen und ist in höchstem Maße unfair. Manchmal tun mir die Kassenmitarbeiter, die von ihrem patientenfernen Management in den Nahkampf mit verzweifelten Patienten gejagt werden, richtiggehend leid. Aus persönlichen Gesprächen weiß ich, dass sie selbst in vielen Fällen darunter leiden, ja dass sie manchmal ihren Beruf nicht mehr ausüben können, weil die das verordnete Harakiri an den Patienten seelisch nicht mehr verkraften. Was wollen Sie als Mitarbeiter einem bettelnden Kranken noch sagen, wenn sie von oben her ein No go! auferlegt bekommen haben? Der ernsthaft kranke Patient ist für eine ausschließlich nach wirtschaftlichen Kriterien operierende Krankenkasse durchgehend lästig: als Kostenfaktor in der Bilanz, als lästiger Anrufer bei der Servicehotline, als permanenter Beschwerdeführer bei der Sachbearbeitung. Und so heißt es: Abwimmeln, weiterleiten, vertrösten, mit komplizierten Papieren beschäftigen!

Für meine Begriffe ist dieses Vorgehen bereits verweigerte Hilfeleistung. Mir wird immer Emotionalität vorgeworfen. Ich stehe zu meiner Emotionalität und erkenne in dem Vorwurf an mich eher die allgemein um sich greifende Veränderung der Gefühlslage, wo es um den Nächsten geht. Lassen wir die um sich greifende Kälte zu, dann ist das, was heute noch »unterlassene Hilfeleistung« ist, in ein paar Jahren »Sachbeschädigung am Humanprodukt«.

Bereits vor zwölf Jahren gab es einen aufsehenerregenden Warnruf, dessen Aktualität von Jahr zu Jahr nur zugenommen hat. Damals sprach Ärztekammerpräsident Karsten Vilmar vom »sozialverträglichen Frühableben«, eine Formulierung, die gleich mit dem »Unwort des Jahres« bedacht wurde. In einem Radiointerview mit dem NDR hatte er diesen Begriff mit Anspielung auf die Sparpläne in der Gesundheitspolitik angewandt: Wörtlich sagte er: »Dann müssen die Patienten mit weniger Leistung zufrieden sein, und wir müssen insgesamt überlegen, ob diese Zählebigkeit anhalten kann, oder ob wir das sozialverträgliche Frühableben fördern müssen.« Auf die Nachfrage, ob die Pläne der Regierung zu einem früheren Tod von Patienten führen würden, meinte Vilmar: »Wird diese Reform so fortgesetzt, dann wird das die zwangsläufige Folge sein.« Die allgemeine Empörung über die Verwendung dieses Begriffs war groß. Aus allen Ecken prasselten Prügel auf Vilmar ein, meist von denen, die ihn nicht verstanden hatten. Mir fehlt ein Bruchteil dieser Empörung; wir bräuchten sie jetzt, denn bis heute hat sich die von Vilmar angeprangerte Schieflage auch nicht ansatzweise verbessert. Im Gegenteil.

Aussage einer Krankenschwester: »Schlimm, wenn man mit Angst zur Arbeit geht, mit dem Gedanken: Hoffentlich überleben die Patienten meine Schicht.« Mein Kommentar: Ein restlos überfordertes Pflegepersonal, das unter den psychischen und physischen Folgen der Mittelumverteilung im Gesundheitswesen leidet, wird selbst krank gemacht.

3.
Chronisch Kranke

»Die Wunde sieht doch gut aus!«

Manuelas dramatische Leidensgeschichte wäre einen Roman wert, noch besser, einen abendfüllenden Kinofilm. Auch wenn ich mich auf das Wichtigste beschränke, ist der Kampf der jungen Frau so unglaublich, dass man meint, er sei den krausen Hirnwindungen eines Drehbuchautors entsprungen. In Manuelas Schicksal spiegelt sich der tägliche Wahnsinn dieses Gesundheitswesens, das kranke Menschen pauschalisiert und marginalisiert, während orwellartige Vorgaben rücksichtslos und ohne Blick auf die Folgen für den Patienten durchgezogen werden.

Seit dem 11. April 2007 weiß Manuela – sie ist heute 34 Jahre alt –, wie ihre Krankheit, die sie seit Jahren hat, heisst: Akne inversa. Das ist eine seltene Hauterkrankung: häufig wiederkommende Abszesse, hauptsächlich unter der Brust, in den Achseln, in der Leistengegend, den Innenfalten der Oberschenkel, im Intimbereich und am Gesäß. Die Talgdrüsenerkrankung begann bei ihr mit 17 Jahren; immer wieder tauchte ein neuer Abszess auf. Das wiederholte Auftreten der Entzündungen war ihr überaus unangenehm, und sie traute sich nicht zum Arzt zu gehen. Als die Schmerzen aber unerträglich wurden, ging sie zum Frauenarzt, der sie umgehend in eine Klinik zur Spaltung des Abszesses überwies. In der Klinik wurde der Abszess aufgeschnitten.

Was passiert in der oberen Hautschicht? Soweit die Medizin weiß, findet in der Talgdrüse eine Störung statt. Normalerweise produziert sie Talg. Er schützt die oberste Hautschicht vor Krankheitserregern und Chemikalien; er lässt Wasser abperlen und macht Haut und Haare geschmeidig. Plötzlich füllt sich die Drüse mit Hornmaterial und verändert den Kanal, in dem Talg auf die Haut gelangt. Nun füllen sich Talgdrüsen und Haarwurzeln mit Horn, das keine Infektionen mehr verhindern kann. Bakterien dringen ein und greifen die Drüse an. Sie entzündet sich und bildet Eiter. Die Talgdrüse platzt, die Infektion breitet sich im umliegenden Gewebe aus und befällt auch die Schweißdrüsen. Schmerzhafte Geschwüre, Abszesse und Fisteln entstehen.

Damals hegte Manuela natürlich die Hoffnung, es handle sich um einen einmaligen Eingriff, und alles werde gut sein. Kurze Zeit später jedoch kehrten sie zurück – die Abszesse und die Schmerzen. Manuela versuchte ihr Leiden mit Zugsalbe und Kamillenbädern in den Griff zu bekommen. Aber nichts half. Niemand konnte ihr sagen, weshalb sich auf ihrer Haut immer wieder Abszesse bildeten. Die Eingriffe im Krankenhaus wurden für sie zur Routine. Kein Arzt, den sie fragte, konnte ihr genau erklären, weshalb diese »Dinger« (wie Manuela sagt) immer wiederkommen. Eine Zeitlang schob sie es auf ihre Blutzuckerschwankungen, stellte ihre eigene Diagnose, weil niemand ihre Fragen nachvollziehbar beantworten konnte. Doch nach und nach tauchten Abszesse an anderen Stellen auf, nicht nur im Intimbereich, sondern auch an den Oberschenkelinnenseiten und unter den Achseln.

Ihr soziales Umfeld brach durch das mysteriöse Leiden Stück für Stück weg. Ihre Entzündungen waren ihr unendlich peinlich. Obwohl man sie von außen nicht wahrnimmt, musste sie immer darum kämpfen, Ausreden für ihr »Nein, ich kann heute nicht mit« zu finden. Sie kapselte sich zunehmend ab, und ihr Leben drehte sich nur noch um diese rätselhafte Krankheit. Dann ein Lichtblick, als sie 1994 schwanger wurde. »Die Beulen gaben Ruhe. Es war herrlich!«, erzählt sie mir. Dabei sitzt sie mir im Rollstuhl gegenüber.

Manuela ist gezeichnet von einer jahrelangen Irrfahrt von Arzt zu Arzt, von einem Klinikaufenthalt zum anderen, gezeichnet auch von dem Dauerzustand, dass sie ständig als Bittstellerin bei der Krankenkasse vorsprechen musste. 1995 kam ihr erster Sohn auf die Welt. Heute noch spricht sie von dem tollen Gefühl, als die Hebamme ihr den Kleinen in den Arm legte. Das Glücksgefühl hielt an, bis der Arzt ihr sagte, »Ihr Sohn hat einen Klumpfuß.« Zwar wusste sie in diesem Moment nicht genau, was das ist oder was das bedeutet, aber »es klang nach nichts Gutem«, erinnert sie sich.

Am selben Tag wurde der Säugling noch bis zur Hüfte eingegipst, und wieder war sie da, diese langsame, wie ein übles Gift in ihr hochkriechende Angst. Als ihr Sohn mit vier Monaten das erste Mal operiert wurde, kamen sie wieder, zeitgleich, wie in einem Schub, »diese Dinger«, die Manuelas Geheimnis wurden. Sie traute sich nicht, irgendjemandem etwas davon zu sagen. Warum auch? Wie oft sie damals »zum Spalten« musste? »Keine Ahnung! Ich habe nicht mitgezählt. Oft und oft, immer wieder!« Häufig verletzten sie die wenig einfühlsamen Sprüche von Therapeuten: »Stellen Sie sich nicht so an! Es ist doch nur ein Abszess. Den spalten wir mal schnell.«

Und so ging es Mal um Mal über die Bühne. Einmal wurde Eisspray auf die Entzündung gesprüht, ein anderes Mal wurde die Stelle örtlich betäubt, je nach Größe des Abszesses, und »zack« wurde geschnitten, gespalten. Bis zum nächsten Mal! So vergingen Jahre mit immer wiederkehrenden Abszessen, mit vielen Antibiotika-Gaben, vielen Schmerzen und der Regressangst behandelnder Ärzte.

*

2006 ging Manuela mit ihrem Dauerbegleiter Angst wieder einmal in die Klinik, und dieses Mal wurde sie unter Vollnarkose operiert. Mehrere aufgebrannte Abszessstellen am Oberschenkel schnitten die Mediziner jetzt weg und spalteten sie nicht mehr nur auf. Diese Operation eröffnete eine Phase, in der die Krankheit eine neue Qualität bekam. Jedes Mal, wenn sie nun entlassen wurde, fehlte ihr ein Stück ihres Körpers.

Manuela hat keinen Bauchnabel mehr, Dutzende Operationen an Oberschenkeln haben narbenübersäte Beine zurückgelassen, unter den Achseln befinden sich keine Lymphknoten, der Intimbereich ist komplett zerschnitten. Ihre engagierte Hausärztin stellte ihr schließlich eine Überweisung in die Hautklinik des Uniklinikums Heidelberg zur Diagnosesicherung aus. Dort wurde ihr endlich, nach all den Jahren, bei einer langen Untersuchung attestiert, dass sie an Akne inversa leidet. Sie bekam Antibiotika verschrieben und Salben verabreicht. Sie solle sich außerdem wieder vorstellen, wenn ihr Blutzucker stabiler sei, teilten ihr die Ärzte mit.

Verzweiflung machte sich breit. Zwar hatte diese Krankheit nun endlich einen Namen. Doch jetzt sollte

34

sie zuerst einmal warten. Auf was? Manuela B. beschreibt ihre Situation so: »Kein Arzt bei uns in der Nähe konnte mit Akne inversa etwas anfangen. Ich dachte: Toll, jetzt weißt du, was du hast, und bist nicht mehr allein mit deinem Schicksal. Jetzt kann es eigentlich nur besser werden. Aber das war weit gefehlt. Wir haben Termine in den Kliniken bei uns in der Nähe vereinbart für die notwendigen Operationen. Die erste Klinik verneinte, in der zweiten Klinik sagte der Arzt, die betroffenen Stellen seien schon zu groß, um sie zu behandeln. Wir wollten schon aufgeben, aber mein Mann sagte zu mir: Lass es uns noch einmal versuchen! So traf ich zum Glück auf einen sehr guten Chirurgen im Josephsklinikum. Zum ersten Mal sprach jemand im Krankenhaus mit mir darüber, was es für mich bedeutet, an Akne inversa zu leiden. Ich hatte endlich das Gefühl, nicht wie ein Stück faulendes Fleisch behandelt zu werden.« Ich bin total berührt von dem Schicksal dieser Frau und bewundere ihre Durchhaltekraft.

»Am 30. Mai 2007«, erzählt Manuela, »war meine erste Operation am Oberschenkel rechts, am 27. September große OP der linken Achsel und am 11. November erneute Operation im Intimbereich und an Bauch und Leiste. Am 17. Dezember 2007 fand noch einmal ein Eingriff im Intimbereich und am Rippenbogen statt. Leider wurde bei mir alles genäht, obwohl bei Akne inversa eine offene Wundheilung empfohlen wird. Nach fast jeder Operation ging immer wieder die Wunde auf. Durch die Entfernung der Lymphknoten war der Transport des Lymphwassers nicht mehr gewährleistet, und ich sollte unbedingt Lymphdrainagen und Narbenbehandlungen erhalten. Zu all diesen Belastungen und den permanenten Schmerzen kam nun etwas hinzu, mit dem ich nie gerechnet hatte: der Kampf mit der Krankenkasse. Ich bekam nun ganz schnell zu spüren, um welchen Punkt es sich bei dieser Einrichtung zentral dreht: um die Kosten. Jemand war wohl aufmerksam darauf geworden, dass ich für die Kasse ein echter Verlustbringer bin und denen die schöne Bilanz verhagle. Ich wurde zur Risikopatientin, die Geld kostet. Aber ich brauchte eben gewisse Therapien. Ohne Lymphdrainage bekam ich schlecht Luft; meine Lunge machte seltsame Geräusche. Das kam von Lymphstauungen an der Seite. Ich biss auf die Zähne, kämpfte wie ein Tier, versuchte alles in den Griff zu bekommen. Immer dachte ich: Gott sei Dank ist mein Mann noch da! Doch am 5. Januar 2008 fiel auch mein Mann aus, er kam mit einem Herzinfarkt in die Klinik.«

Ich war gespannt, wie Manuela mit diesem Schicksalsschlag fertig wurde. »Erst überhaupt nicht«, gab sie zu. »Ich erstarrte vor Angst. Meine Hausärztin reagierte sofort, erkannte die Notsituation, stellte eine Bescheinigung für die Krankenkasse aus. Ich benötige unbedingt eine Haushaltshilfe, und zwar sofort. Ja, das war nicht übertrieben. Ich stand da mit zwei Kindern, hatte am ganzen Körper nach der letzten OP noch viele offene Stellen und hatte die Kleinen zu versorgen. Obwohl ich in meiner Beweglichkeit bereits enorm eingeschränkt war, wurde mir vom medizinischen Dienst eine vorübergehende Hilfe abgelehnt. Für mich brach eine Welt zusammen. Ich hatte panische Angst, was nun kommen würde. Was war mit meinem Mann? Packte ich das mit den Kindern? Wer würde mir beim Anlegen der Verbände helfen? Ich durfte, konnte mich nicht hängen lassen, schon wegen meiner Kinder nicht! Also versuchte ich das Beste aus meiner Situation zu machen, was mich unglaubliche Kraft kostete. Alle meine Versuche, an eine

Hilfe zu kommen, blieben erfolglos … Es ist wirklich nicht einfach, mit den psychischen Belastungen bei einer solchen Erkrankung umzugehen. Kein Außenstehender kann sich in das, was bei Akne inversa passiert, hineinversetzen. Ein paar Mal versuchte ich, das meinen Ansprechpartnern mitzuteilen. Am liebsten hätte ich gesagt: Schauen Sie, hinter meiner Erkrankung verbirgt sich doch ein Mensch, der Gefühle hat und leben möchte! Doch ich glaube, sie waren alle froh, wenn sie mich wieder von der Pelle hatten, wenn ich aufgelegt hatte, aus dem Zimmer getreten war und sie das Aktenzeichen Manuela B. wieder wegklicken konnten. In letzter Konsequenz ging es immer nur um Geld. Und ich war einer von diesen Losern, die dauernd Bitte, Bitte machten und Kosten verursachten.«

In den langen Gesprächen mit Manuela ist etwas von der Kälte zu spüren, die sich in unser Gesundheitswesen eingeschlichen hat, eine geschäftsmäßige Kälte, die es früher so nicht gab. Es gehört zum Grundbestand unserer Humanität, dass man dem Schwachen mit Mitgefühl und dem Leidenden mindestens mit Respekt begegnet, wo man ihm schon keine Liebe geben kann. Vielleicht brauchte Manuela nur das, um mit neuem Mut weiterleben zu können. Es gibt bei jeder Krankheit gute und schlechte Tage. Manuela hat sicher viel geweint, aber sie hat sicher auch gelacht. Nicht alles sieht sie nur schwarz. Sie musste lernen, mit ihrer Krankheit zu leben und psychisch zu überleben! Und es gab auch immer wieder Lichtblicke, Tage voller Glück. Am 9. September 2003 war so ein Tag, an dem sie sich selig fühlte. Es war der Tag, an dem ihr zweiter Sohn gesund und munter zur Welt kam.

An ihrer Erkrankung hat sich kaum etwas verändert.

Manuela wurde in den letzten zwei Jahren 41 Mal operiert. In ihren Berichten spüre ich auch, wie oft sie an die Grenzen ihrer eigenen Kraft kommt. An manchen Tagen ist sie niedergeschlagen und zu nichts zu gebrauchen. Gottlob ist sie eine Kämpfernatur. Außerdem hat sie das Glück, dass ihr Mann sie trotz seiner eigenen gesundheitlichen Probleme – inzwischen hat er den dritten Herzinfarkt überstanden – immer wieder ermutigt, nicht aufzugeben, und sie an jedem neuen Tag unterstützt.

Wie konnte man dieser Frau in ihrer größten Not die Haushaltshilfe verweigern? Wusste man nicht? Sah man nicht? Wollte man nicht? Sicher mache ich mir da falsche Gedanken, sonst hätten sie ja reagiert, die Schreibtischtäter in den Glaspalästen der Versicherungen. Der Pfarrer des Ortes sprang ein und finanziert seit 2008 einmal pro Woche für zwei Stunden eine Putzhilfe. Manuela hat mir einen Berg Papier mitgegeben. Ich kann das alles gar nicht lesen. Es sind verzweifelte Schreiben an Gesundheitspolitiker darunter, und auch Antwortschreiben dieser Leute, die sind, wie solche Schreiben in aller Regel sind: hinhaltend, vertröstend, abwiegelnd. Manuelas Briefe sind konkret. Was sie schildert, lässt einem die Haare zu Berge stehen.

Ich greife nur einen Fall heraus: Da war Manuela frisch operiert worden. Der Chirurg im Krankenhaus hatte tägliche Spülungen der Wunde verordnet. Nun muss man kein Mediziner sein, um zu wissen, dass anschließend antiseptische Verbände notwendig sind. Der Kostensparer vom MDK, dem Medizinischen Dienst der Krankenkassen, entschied am Schreibtisch, dass die Wundversorgung dreimal wöchentlich ausreichen würde. Der behandelnde Arzt, sagt mir Manuela, als ich sie am Telefon noch einmal auf den Fall anspreche, habe ihr zugeraunt: »Diese Brüder sollte man anzeigen!« Natürlich lässt sich eine solche Entscheidung ökonomisch erklären, nur wer bitte hat jetzt hier das Sagen? Ist es noch der Arzt, der weiß, was sein Patient in seiner konkreten Situation braucht? Oder ist es schon längst der medial begabte, bürokratische Ferndiagnostiker von der Krankenkasse?

Nicht nur einmal hing im Fall Manuela eine Besserung des Gesundheitszustandes von der Entscheidung eines Kassenangestellten ab. Der behandelnde Arzt entschied Anfang 2010, die klaffende Wunde in Manuelas Oberschenkel durch das Einsetzen eines speziellen Schwammes (VC Therapie) zu versorgen. Das Verfahren hatten mehrere Mediziner befürwortet. Kostenfaktor: ganze 800 Euro! Es ging um zehn spezielle Wundbehandlungen, in denen dieser Schwamm eingesetzt werden sollte, um das Gewebe beim Aufbau zu unterstützen. Auch unter ökonomischen Gesichtspunkten stellte sich diese Therapieform als vergleichsweise günstiges Verfahren heraus; sie ist einfach weitaus billiger als jede Operation, woraus wiederum wochen-, oft monatelange Wundbehandlungen entstehen. Doch der zuständige Arzt im Krankenhaus hatte die Rechnung ohne die Krankenkasse gemacht! Die Mitarbeiter der Krankenkasse stellten sich zunächst einmal tot, was immer Kosten spart. Manuela und ihre Therapeuten warteten ungeduldig auf eine Antwort. Doch die Antwort auf die Anfrage der Kostenübernahme ließ Woche um Woche auf sich warten. Der zuständige Chefarzt übernahm schließlich die Verantwortung und setzte aufgrund medizinischer Indikation den Schwamm in die offene, klaffende Wunde ein. Und siehe da, bereits nach einer Woche war eine Verbesserung sichtbar. Auch dies wurde der Kasse mitgeteilt. Aber da war man zunächst noch längere Zeit tot für Manuela. Die Kostenübernahme der Kasse wurde zum Politikum. Obwohl die Wunde schon beim ersten Einsatz der neuen Therapieform nach vielen Monaten angefangen hatte zu heilen, wurde die Behandlung auf Weisung der Krankenkasse abgebrochen. Die Kasse ließ mitteilen, die Wundmanagerin des MDK käme bei Manuela zu Hause vorbei – zum Ortstermin. Mir ist nicht klar, welche den Ärzten überlegene Qualifikation diese »Wundmanagerin« wie, wo und von wem erworben hat. Der Ortstermin reduzierte sich auf einen prüfenden Blick der »Managerin« in die klaffende Wunde am Oberschenkel, was zur Aussage führte: »Die Wunde sieht doch gar nicht so schlecht aus!« Der aktuelle Stand Mai 2010: Ob der MDK die medizinische Indikation für eine Kostenübernahme akzeptiert, ist weiter ungewiss. Die Wunde hat sich inzwischen neu infiziert. Manuela musste sich wegen des Zögerns der Kasse einer weiteren schweren Operation unterziehen.

»Und jetzt?« Die wievielte OP steht an, wollte ich von ihr wissen.

»Ich hör einfach auf zu zählen!«, meint Manuela und lacht mir unter Schmerzen zu.

4.
Inhumane Einsparungen I

Blind musst du sein!

Dass das so läuft, kann doch nicht Sinn der Sache sein.« Lena M. ist aufgewühlt, verärgert, empört und zugleich maßlos enttäuscht. Ihre Krankenkasse teilt ihr mit: »Nach der aktuellen Gesundheitsreform kann Ihre Kasse die Kosten für Sehhilfen übernehmen, wenn eine Sehschwäche auf beiden Augen bei bestmöglicher Korrektur von 30 Prozent oder weniger besteht oder die Sehhilfe zur Behandlung von Augenverletzungen oder Augenerkrankungen dient.«

Von wegen »Ihre«! Und wo fangen für die »größte Betriebskrankenkasse in Baden-Württemberg« Krankheiten an einem ganz wichtigen Sinnesorgan des Menschen an? Lenas Unmut ist mehr als eine spontane Reaktion auf ein Schreiben, das sie Ende August 2009 erhielt. Die Frustration ist über die vergangenen vier Jahre gewachsen. Bereits am 14. Januar 2004 hatte der Bescheid ihrer Kasse gelautet: »Da Ihre maximale Sehkraft mit Korrektur durch die Kontaktlinse über 30 Prozent liegt, dürfen nach dem ab 1.1.2004 geltenden Gesetz die Kosten nicht mehr übernommen werden.« Der Augenarzt hatte einen Kostenvoranschlag zur Übernahme von Kontaktlinsen für seine Patientin eingereicht. Das war die Antwort.

Man muss zweimal lesen und dreimal schlucken, um

zu begreifen, was eine Heerschar von Experten formuliert und mehrere Hundertschaften Abgeordnete im Bundestag abgenickt haben. Die entsprechende Passage im sogenannten »Gesundheitsmodernisierungsgesetz« bedeutet auf gut Deutsch: Wenn ein Augenkranker blind bleibt wie ein Maulwurf, finanziert die gesetzliche Krankenversicherung sogenannte Sehhilfen. Blickt der Patient mit Hilfe spezieller Kontaktlinsen aber ein wenig mehr durch und seine Krankheit wird erfolgreich therapiert, gibt es keinen Cent aus dem milliardenschweren Solidartopf.

Doch diese Vorschrift war nur der Auftakt zu einer abstrusen weitergehenden Entwicklung. Inzwischen scheitern an schweren Augenleiden erkrankte Menschen und ihre behandelnden Ärzte an einem Parcours unüberwindlicher bürokratischer Hürden. Die Aussicht: Ein selbstbestimmtes Leben weicht einem Dasein ohne jede Perspektive.

Lena leidet seit fast 40 Jahren an solch einer seltenen, unheilbaren Krankheit. Sie war 16 Jahre alt, als sie zwar die Buchstaben im Schulheft deutlich erkennen konnte, die Texte der Lehrer an der Tafel jedoch vor ihren Augen verschwammen. Kurzsichtig? So lautete auch die erste Diagnose. Eine Brille korrigiert zunächst die Fehlsichtigkeit. Doch manchmal sah und sieht Lena entferntere Gegenstände ganz scharf. Tage später nimmt sie dieselben Dinge nur verzerrt wahr – selbst durch die neuen Gläser vor ihren Augen. Nach einigen Terminen bei verschiedenen Augenärzten stellt schließlich ein erfahrener Arzt die korrekte Diagnose: Keratokonus. Aus dem Griechischen übersetzt bedeutet das Wort: kegelförmiges Horn, medizinisch steht der Begriff für ein Auswölben der Hornhaut.

42

Warum sich das »Fenster des Auges« auf eine so spezielle Weise verändert, ist noch nicht sicher geklärt. Da die Krankheit in Familien häufiger bei mehreren Personen auftritt, wird ein Defekt im Erbgut als Ursache diskutiert. Experten sprechen von einem Keratokonus Typ A. Diese Veranlagung erleichtert zumindest das Ausbrechen der Krankheit. Ob sie allein ausreicht, kann niemand zuverlässig sagen. Andere Faktoren setzen die Degeneration der Hornhaut ebenfalls in Gang: Hartes UV-Licht, Kleinstpartikel in verschmutzter Luft, häufiges Augenreiben aufgrund von Allergien, Stoffwechselstörungen, andere Augenleiden werden als Auslöser diskutiert. Die Missbildungen der Hornhaut vom Typ B entstehen aus heiterem Himmel, ganz überwiegend während der Pubertät.

Was sich in der 0,5 bis 0,75 Millimeter dicken Außenhaut des Sehapparates abspielt, weiß man mittlerweile. Die nicht durchblutete Hornhaut besteht aus fünf Schichten. Eine äußere (Epithel) und eine innere Zellschicht (Endothel) sowie zwei Membranen umschließen den Hauptteil des gewölbten Scheibchens. Das Epithel sorgt für die gleichmäßige Verteilung des Tränenfilms, der kleinste Unregelmäßigkeiten auf der Augenoberfläche glättet, und ist an der Aufnahme von Nährstoffen und dem Abtransport von Stoffwechselresten beteiligt. Es schützt auch vor Infektionen. Das Endothel kann man sich als Kleinstwasser- und Klärwerk vorstellen. Es transportiert Stoffwechselprodukte ab und tauscht Flüssigkeit zwischen der Hornhaut und der dahinterliegenden Augenkammer aus. Stroma heißt das in der Mitte liegende Bindegewebe. Es besteht aus sehr dünnen und parallel angeordneten Kollagenfasern. Sie sind in etwa 200 bis 250 Lagen kreuzweise übereinander angeordnet und bilden ein regelmäßiges Gitter von hoher Stabilität. Diese Eiweißketten sind durch eine Kittsubstanz verbunden, die aufgrund von Oberflächenladung in der Lage ist, relativ große Wassermengen an sich zu binden. Bindegewebsfasern und Kittsubstanzen liefern durch einen gleichbleibenden Wassergehalt die Gewähr, dass die Hornhaut durchsichtig ist und ihre Funktion als wichtigstes lichtbrechendes Medium erfüllt: ungetrübtes Sehen.

Die Erkrankung Keratokonus greift in dieses filigrane Gefüge ein. Die vorderen Zellschichten der Hornhaut werden dünner und weisen eine unregelmäßigere Struktur auf. Auch die angrenzende Membran dünnt aus und vernarbt. In der Bindegewebsschicht verändert sich die Zusammensetzung der Zellen. Ihre Struktur wird dadurch instabiler. Es sterben auch mehr als üblich Zellen ab, die nicht alle ersetzt werden. Auch hier reduziert sich die Stärke der Zellschicht. Außerdem bilden sich kleinste Narben. Die Tücke an diesem Prozess: Er läuft zwar ständig ab; die Folgen nimmt der Kranke jedoch in Schüben wahr. Fatal: Die Erkrankung entwickelt sich normalerweise in beiden Augen, oft aber nicht in gleichem Umfang und zur gleichen Zeit. Bis zu 16 Jahre können vergehen, bevor das andere Auge in Mitleidenschaft gezogen wird. Es gibt zudem zwei Verlaufsformen. 1. Die Veränderung bewirkt keine massiven Symptome. Der Zustand des Sehapparats muss dann nur kontinuierlich beobachtet werden. 2. Die Hornhaut verliert zunehmend an Stabilität und Durchsichtigkeit, wölbt sich immer weiter vor, bis sie so dünn ist, dass sie bricht und vernarbt. Die Sehschärfe des Auges ist dann auf Dauer beeinträchtigt – zum Teil ganz massiv.

Lena hat sich mit dem aggressiv fortschreitenden Prozess, der in ihren Augen stattfindet, längst abgefunden. Sie hat bereits alle Phasen der kegelförmigen Aus- und Vorwölbung ihrer dünner werdenden Hornhäute durchlebt. »Angst habe ich schon lange nicht mehr«, sagt die zierliche Frau. Durch ihre Krankengeschichte hat sie früh Erfahrungen gesammelt, die einem die natürliche Scheu nimmt, Experten zu widersprechen, ihre Therapien zu hinterfragen, sich das Fachchinesisch übersetzen zu lassen.

Bereits Ende der 1970er Jahre verschlechterte sich ihr Sehvermögen schubweise. Der Sehverlust begann mit 14, 16, 18 oder 20 Prozent. In immer kürzeren Abständen mussten ihre festen Kontaktlinsen dem Geschehen angepasst werden. Sie stützen die Hornhaut, verleihen ihr eine gewisse Stabilität und verlangsamen den Ausdünnungs- und Auswölbungsprozess erheblich. Bei Lena schien es jedoch schon 1981 so weit zu sein: Der leitende Augenarzt einer Ulmer Klinik, Professor Dr. S., sah keinen anderen Ausweg mehr als eine Operation. Lena M. packte also schweren Herzens ihr Köfferchen und erschien zum vereinbarten Termin. Doch der Operateur hatte sich in den Urlaub verabschiedet. Im Untergeschoss besah sich der Leiter der Augenambulanz, Dr. R., den Keratokonus. Er riet von einem Eingriff in diesem Stadium ab.

Lena akzeptierte und war froh, dass ihr die durchaus risikoreiche Hornhauttransplantation erspart blieb. Das fremde Gewebe kann vom neuen Körper abgestoßen werden. »Es war für mich wie ein Lottogewinn, mit Dr. R. zusammenzutreffen. Denn von da an erhielt ich eine optimale Versorgung mit Kontaktlinsen.« Um ganze 21 Jahre konnten Patientin und Arzt die letzte sich bietende Therapie aufschieben. Da die komplizierte Operation den Krankheitsverlauf nicht aufhält, bedeutet der Zeitgewinn ein längeres Leben ohne massive Sehbehinderung. Lena M., gelernte Erzieherin, konnte also zwei Jahrzehnte ihrer Tätigkeit als Sachbearbeiterin in einem Büro nachgehen, Auto fahren, Garten und Haushalt versorgen, ihre verschiedenen Ehrenämter wahrnehmen, wenn sie auch in immer kürzeren Abständen neue Kontaktlinsen brauchte, um noch die notwendige Sehkraft zu erreichen.

Dr. R. gründete 1982 zusammen mit seiner ersten Frau ein Institut für Kontaktoptik und ließ sich als Augenarzt in Ulm nieder. Er passte die Linsen den individuellen Veränderungen in den Augen seiner Patientin so an, dass sie ihr ganz normales Leben führen konnte. Nach 20 Jahren war die Instabilität der Hornhaut jedoch so fortgeschritten, dass sie zu reißen drohte. Ohne Linsen verfügten Lenas Augen noch über ganze fünf Prozent Sehkraft, mit Linsen immerhin 20 Prozent. Deshalb stellte sie sich im Herbst 2002 einem Augenchirurgen in München vor. Ihre Mutter hatte den Tipp gegeben.

Glück im Unglück: Sie traf auf einen Arzt, dem sie im Handumdrehen ihr Vertrauen schenken konnte. »Gar nicht lange überlegen, operieren!«, machte sie sich Mut. Im Frühjahr 2003 war eine Spender-Hornhaut gefunden. Klar, die Motorradsaison hatte angefangen, und sie gilt in den manchmal etwas hartgesottenen medizinischen Fachkreisen als »Organspenderhauptsaison«. Der Operateur stanzte die dünne Oberschicht aus ihrem linken Auge aus, setzte die präparierte neue ein und vernähte sie mit dem übrig gelassenen Rand der eigenen Haut. Ein Jahr dauerte es, bis die Teile zusammengewachsen waren. Da Lena mit dem rechten Auge nur noch schemenhaft sieht, saß sie neun Monate zu Hause und wartete auf den Tag, an dem ihr körpereigenes Scheibchen imstande war, eine Kontaktlinse zu tolerieren. Ihr Augenarzt optimierte die Schale. Ergebnis: Die Sehkraft kehrte fast vollständig zurück, lag bei 80 bis 90 Prozent. Ein unglaubliches Glücksgefühl stellte sich ein. Die langen 270 Tage Wartezeit hatten sich gelohnt. Jetzt konnte Lena wieder arbeiten, Auto fahren, wie zuvor ihr Leben komplett selbst gestalten. Die OP des anderen Auges im Mai 2004 gestaltete sich so erfolgreich wie die erste.

Doch plötzlich spielte die rot-grüne Bundesregierung nicht mehr mit. Sie verabschiedete ein sogenanntes »Gesetz zur Kostendämpfung im Gesundheitswesen«. Trotz massiver Proteste sollten gesetzlich Versicherte Brillen und Sehhilfen vom 1. Januar 2004 an selbst bezahlen. Nur Kinder und Jugendliche sowie »Versicherte mit schweren Sehbeeinträchtigungen auf beiden Augen« können noch damit rechnen, dass ihre Krankenkasse die Kosten für die »Hilfsmittel« einen Teil übernimmt. Menschen, die in Alten- und Pflegeheimen leben, trifft die neue Vorschrift wohl am schwersten. Bei ein paar Euro monatlichem Taschengeld werden sie lange auf eine neue Brille sparen müssen, schimpfen die Kritiker der Kostendämpfer. Dr. R. reagierte pragmatisch und organisierte eine Sammelaktion. Wer Brillen zu Hause hat und sie nicht mehr braucht, soll sie ihm zusenden. 5000 kamen bis heute zusammen und werden an Bedürftige verteilt.

Lena und mit ihr rund 40 000 Menschen in Deutschland mit Keratokonus glaubten, sie hätten nichts zu befürchten. Es handelt sich bei ihrem Leiden ja unbestreitbar um eine schwere Augenerkrankung. Denkste! Die Versorgung entwickelte sich zu einem Glücksspiel. Was der Werbeslogan »mehr Service, mehr Leistung, mehr

Menschlichkeit« der Betriebskasse wert ist, erfuhren Mitglied und Augenarzt umgehend. Mit »Bedauern« teilte die Kasse mit, dass sie nicht einmal die Kontaktlinse für das eine operierte Auge finanziere. Haben die ministerialen Gesetzestexter die Zeichen für größer und kleiner vor den 30 Prozent verwechselt? Sie haben die Passage zur maximalen Sehkraft aus einer US-Vorlage übernommen, ist Dr. R. überzeugt.

Die Vorschrift könnte aber auch bewusst so abgefasst worden sein, um die Behandlung der Augenkranken auszuschließen. Dafür spricht, was der Gemeinsame Bundesausschuss in der Hilfsmittel-Richtlinie zu Sehhilfen auf drei Seiten verfügt. Sie trat zeitgleich mit dem Gesundheitsmodernisierungsgesetz in Kraft. In dem Gremium baldowerten Funktionäre der Krankenkassen, der Kassenärztlichen Vereinigungen und der Krankenhausträger aus, was die Solidargemeinschaft noch übernimmt. Sie legten fest, dass die Hornhaut bei Keratokonus-Erkrankten mindestens die Hälfte ihrer Stärke verloren haben und die Auswölbung vorhanden sein muss. Erst dann bezahlt die Kasse Kontaktlinsen.

Lena hat also keine Chance, auch nur einen Cent von ihrer Krankenkasse zu erhalten. Dass sie spezielle Kontaktlinsen – Preis: rund 250 Euro – benötigt, um ihren Arbeitsalltag wieder aufnehmen zu können, interessiert die Kasse nicht. Allerdings erreichten Ärzte, die wie Dr. R. solche Patienten in großer Zahl betreuen, dass der Gemeinsame Bundesausschuss seine Richtlinie im Oktober 2004 überarbeitete. Nun konnte der Arzt »nach Hornhauttransplantation/Keratoplastik« die Linsen wieder zu Lasten der Kassen verordnen. Allen Keratokonus-Patienten ist damit allerdings wieder nicht gedient. Im Gegenteil: Ihre Krankheit muss nun bereits »ausgeprägt«

und »fortgeschritten« sein, wollen sie nicht auf den Kosten der Sehhilfe sitzen bleiben. Neu wird jetzt gefordert: Der Hornhautradius muss geringer sein als sieben Millimeter. Der Normalwert liegt bei 7,6 Millimetern. »Folgt man dieser Vorgabe, hat sich die Hornhaut wieder deutlich gewölbt«, erklärt Dr. R. »Das Therapieziel, durch die feste Kontaktlinse genau diese Entwicklung und damit die Krankheit selbst aufzuhalten, wird komplett verfehlt.« Doch seine mündlichen und schriftlichen Eingaben stießen auf taube Ohren.

Gesundheitspolitiker, aber auch die Chefs der Krankenkassen reden zwar gern in Fernseh-Talkrunden und bei Festvorträgen von dem bisher so vernachlässigten Ziel, Erkrankungen vorzubeugen. An ihren Taten kann man dies jedoch nicht erkennen. Immerhin akzeptierte Lenas Kasse einmal – im September 2006 – die Kostenübernahme für die therapeutischen Sehhilfen.

In den zurückliegenden zwei Jahren hat sich die Versorgung der an schweren Augenkrankheiten Leidenden noch einmal verschärft. Krankenkassen stellen nahezu jede Kostenübernahme für Sehhilfen in Frage, die etwa der Augenarzt bei Keratokonus verordnet. Anspruch darauf hätten seine Patienten. Ihre Erkrankung steht auf der Liste der Weltgesundheitsorganisation, die den Schweregrad der Sehbeeinträchtigung klassifiziert. Die Kassen führen stets den Maulwurf-Passus – Sehschärfe darf mit Sehhilfe maximal 30 Prozent betragen – oder andere Sätze aus der Hilfsmittel-Richtlinie an. Die Speziallinsen bezieht der Arzt inzwischen meist aus dem Ausland, weil sich für deutsche Hersteller Einzelanfertigungen nicht mehr rentieren. Die Kassen haben Festbeträge mit den hiesigen Produzenten vereinbart. Aus Kostengründen liefern diese meist nur noch Standardware.

Der Arzt muss für die Sehhilfen jedoch Vorkasse leisten, denn seine britischen oder Schweizer Lieferanten lehnen es ab, mit deutschen Krankenversicherern darüber zu streiten, ob und vor allem wann ihre Rechnung beglichen wird. Dr. R. blickt auf Außenstände von 20 000 Euro. Wie viele andere Kassen zählt auch Lenas Kasse zu den Schuldnern. R.: »Seit 2004.«

Die Verwaltungskosten der gesetzlichen Krankenversicherungen für ihre 144 000 Mitarbeiter sind von 1991 bis 2004 um 72 Prozent gestiegen, in Zahlen: von 4,7 Milliarden auf 8,1 Milliarden!

Der Start des Gesundheitsfonds zum 1. Januar 2009 hat den Praxisärzten überdies eine Honorarreform beschert. Die Quartalspauschale der Augenärzte betrug im ersten Jahr 18,42 Euro pro Patient. 2010 erhalten sie 22,04 Euro für drei Monate. Viereinhalb Stunden benötigt der Augenarzt im Durchschnitt für das komplizierte Anpassen der Kontaktlinsen – Untersuchen und Vermessen der Augen, Bestellen der Linse nach diesen Daten, Einsetzen, Anpassen, Messen der Sehstärke, Nacharbeiten der Sehhilfe, erneutes Messen. Dieser Prozess wird so lange wiederholt, bis die bestmögliche Sehkraft erreicht und der Tragekomfort gesichert ist. Sitzt die Linse korrekt, hält sie die Erkrankung auf.

Mit unter 5 Euro Stundenlohn kann der Doktor aber weder die Kosten seiner Praxis bestreiten – Gehalt der Arzthelferinnen, Miete, Nebenkosten, Investitionen in Apparate – noch ein eigenes Einkommen erzielen. Vor der Honorarreform hat er für die medizinische Kontaktlinsenanpassung jeweils 80 Euro erhalten. Damit scheffelte er beileibe keine Reichtümer. Dem Kleinunternehmen Praxis sicherte es aber die Existenz. Und was jetzt?

Dr. R. befasst sich seit Jahrzehnten vor allem mit schweren Augenleiden wie dem Keratokonus. Resignieren, aufgeben – solche Begriffe gehören nicht zum Wortschatz des Arztes aus Leidenschaft. Allerdings hat er die Reißleine gezogen, um nicht unverschuldet in die Schuldenfalle zu schlittern. »Enteignung« nennt er, wozu ihn die Gesundheitspolitik gezwungen hat. Seine Praxis ist mittlerweile Teil einer überörtlichen Gemeinschaftspraxis, in der er als Angestellter arbeitet.

Bei der Kassenärztlichen Vereinigung (KV) Baden-Württemberg hat er mehrfach beantragt, dass man seine Praxisbesonderheit »Kontaktlinsenanpassung« beim Verteilen des Honorartopfs berücksichtigt. Seit August 1982 besteht diese Besonderheit und ist auch nicht gekündigt worden. Auf Nachfrage haben ihm Mitarbeiter der ärztlichen Vergütungsverteilstelle (KV) mündlich geraten, er solle doch einfach mehr Patienten operieren. Dafür erhalte er deutlich mehr Geld. Auf keinem Auge haben sie erfasst, dass es doch wohl nicht darum gehen kann, maximale Kassengelder abzugreifen. Im Übrigen nehmen seine Praxiskollegen medizinisch notwendige Eingriffe vor. Nur wegen des Geldes zu operieren wäre menschenverachtend. Offiziell erhielt Dr. R. übrigens auch noch Bescheid. Der zuständige KV-Vorstandsvorsitzende teilte ihm mit, er erachte die Quartalspauschale für »konservativ« tätige Augenärzte zwar keineswegs für angemessen, die spezielle Tätigkeit des Arztes sei aber dennoch darin enthalten. Mehr Geld gebe es daher nicht.

Was ist mit den Patienten? Finden sie mehr Gehör? Dr. R. versuchte es, aber schließlich musste er seiner Patientin Lena doch eröffnen, dass er ihre Behandlung »trotz bestem Willen« aus wirtschaftlichen Gründen nicht mehr weiterführen könne. Zunächst war sie total geschockt. Doch die Argumente leuchteten auch ihr ein: Vor 28 Jahren erhielt ihr Augenarzt für die Linsenanpassung 181,22 DM, und die Kasse übernahm die Herstellerkosten der Linse von 640 DM. Das Honorar ist nun auf 22,04 Euro geschrumpft, bei den Sehhilfen von 280 Euro zweifelt die Kasse die medizinische Begründung an, stellt Anfragen, schickt Fragebögen, schaltet den Medizinischen Dienst der Krankenkassen (MDK) ein. Dieser meldet neue Bedenken an. Ums Geld scheint es dabei nicht zu gehen, denn das MDK-Prüfhonorar beträgt »schon das Zweifache unserer ärztlichen Vergütung«, teilt der Arzt seiner Patientin Lena mit.

Lena weiß, dass sie ohne Kontaktlinsen nahezu blind ist, dass sie ihren Job verlieren wird, ja nicht einmal die Hausarbeit erledigen kann. Ihr ist auch klar, dass es, wenn überhaupt, ganz wenige Spezialisten in Deutschland gibt, die sie optimal versorgen können. Doch abfinden will sie sich mit ihrem Schicksal nicht. Den Verlauf ihrer Krankheit kann bis jetzt niemand total stoppen, erheblich hinauszögern aber schon. Und politische Entscheidungen sind umkehrbar – bei ein bisschen gutem Willen.

Lena wandte sich mit ihrem Schicksal zunächst wieder an ihre Kasse, dann an die politisch Verantwortlichen. Die Betriebskrankenkasse empfahl, der Arzt solle sich doch an seine KV wenden. Sie habe »ausreichende Möglichkeiten an der Hand, eine Vergütung zu organisieren, die keine derart problematischen Verteilungseffekte« erzeuge. »Gerne« wolle die Kasse gegen »Ihren Arzt« vorgehen, der sich vertragswidrig verhalte, wenn er Behandlungen »mit dem Hinweis auf ein Budget« verweigere. Die angebotene Alternative für Lena: »Suchen Sie sich einen anderen Arzt in Ihrer Umgebung.« Doch die stellen sich finanziell keinen Deut besser. Was die Erstattung der Kontaktlinsen angeht, zitiert die Kasse die Richtlinien. Daran habe sie sich zu halten.

Das angeschriebene Bundesgesundheitsministerium erläuterte kurz vor der Bundestagswahl 2009 wortreich, welche Institution für welche Vorschriften verantwortlich zeichnen würde. An den Richtlinien zur Versorgung mit Sehhilfen werde nichts geändert. Wer sie aus medizinischen Gründen benötige, werde zudem voll versorgt. Für Honorarfragen sei nicht Ulla Schmidts Haus, sondern die KV und als deren Rechtsaufsicht das Gesundheitsministerium in Stuttgart zuständig.

Zu ihrem konkreten Fall fand Lena in diesem zweiseitigen Papier kein einziges Wort. Lena hält mit ihrem Zorn nicht hinterm Berg: »Die Herrschaften machen sich gar keinen Kopf darüber, wie beschissen ich dran bin.«

Dem Doktor geht es nach dem Regierungswechsel nicht anders. »Im Auftrag von Bundesminister Dr. Philipp Rösler« teilt ihm ein Mitarbeiter mit, sein Haus habe keine Möglichkeit, den Sachverhalt zu überprüfen. Es werde sich dazu auch nicht »wertend« äußern. Der Verweis auf die Landesbehörde fehlt nicht. Was können Kassenversicherte und Ärzte von einer so zahnlosen und hasenfüßigen Oberbehörde erwarten? Das Modernisierungsgesetz stammt doch von dort. Das Gesundheitsministerium in Stuttgart hat auf die Mahnung, die Dienstaufsicht über die KV wahrzunehmen und die Honorarverteilung in Bezug auf seine Praxisbesonderheit zu kontrollieren, nicht einmal reagiert.

Inzwischen hat der Augenarzt Hunderten seiner Patienten dargelegt, dass er sie unter den derzeitigen Bedingungen nicht weiter behandeln kann. Es handelt sich samt und sonders um Krankheiten, die laut Weltgesundheitsorganisation zu schweren Augenleiden zählen. Dr. R. begründete: »Die Politiker erlauben den Kassen, immer höhere Beiträge einzufordern, und kürzen im Gegenzug die Leistungen.« Einige Krankenkassen haben ihren Mitgliedern nach Kenntnis dieser ärztlichen Entscheidung geraten, die Ablehnung zu ignorieren und einfach als »Notfall« in der Arztpraxis aufzutauchen. Sie abzulehnen wäre ein eindeutiger Verstoß gegen die Pflichten des Arztes. Doch der Schwarze Peter in diesem Spiel um die Gesundheit liegt nicht in der Arztpraxis. Natürlich könnte er diesem Chaos entgehen und jederzeit eine Privatpraxis eröffnen. Aus der ganzen Republik fahren schwer Augenkranke zu ihm nach Ulm. Er wäre auch die Gängelung der KV los, die ihm zusätzlich die Behandlung auf 749 Patienten pro Quartal begrenzt. »Doch was machen dann Hartz-IV-Empfänger oder Menschen mit geringem Einkommen?« Dr. R. beantwortet diese Frage gleich selbst: »Ich kämpfe für alle meine Patienten.« Mit ihnen will er den Druck auf Kassen, KV und Politik erhöhen – auch juristisch. Der sogenannte Bundesmantelvertrag für Ärzte billigt ihm jedenfalls eine »angemessene Vergütung« seiner Tätigkeit zu. Lena sagt: »Davon kann absolut keine Rede mehr sein. Dabei zahlen mein Arbeitgeber und ich mit 14,9 Prozent so viel Beitrag wie noch nie.«

5.
Gesundheitsfonds und die Folgen
Die Jagd nach Krankheiten

Aufgrund der politischen Rahmenbedingungen wird vonseiten der Beitragsverwalter – sprich: den Krankenkassen – ein deutlicher Unterschied zwischen gesunden und kranken Menschen gemacht. War es bis zur Umstellung mit dem Gesundheitsfonds der gesunde, wenn möglich auch noch junge Beitragszahler, auf den sich die Marketingabteilungen der Kassen konzentrierten, so ist nun durch den Gesundheitsfonds und die damit erfolgten Umleitungen der Geldflüsse eine Kehrtwende eingetreten. Plötzlich sind bestimmte Kranke wieder interessant. Wer sie hat, kriegt Geld. Die Damen und Herren Geldverwalter bei den Kassen haben sich beraten lassen, mit welchen Namen und Abkürzungen man die neuen Pipelines versehen könnte. Wer an das Geld aus dem großen Topf heranwill, muss sie kennen. Und er muss die Kniffe kennen, mit denen man die neue Art von Geldbeschaffung virtuos zu seinem Vorteil nutzt.

Der niedergelassene Arzt wird vonseiten der Kassen angehalten, »lupenreine Codierungen« vorzunehmen. Nur was codiert ist, wird bezahlt. Der clevere, am Erhalt und der Mehrung seines Wohlstandes interessierte Arzt sieht weniger darauf, dass er seine chirurgischen Techniken verbessert oder sein Wissen vermehrt; er perfektioniert sich am besten als Weltmeister im Codieren. Wohl dem, der sich auf die geschickte Leitung des Geldflusses aus dem Gesundheitsfonds versteht. Euros, her zu mir! Der Patient wird in diesem Spiel zum lästigen Nebeneffekt des ärztlichen Erstattungskrieges mit den Krankenkassen, zum Spielball zwischen den Fronten, zum Faustpfand, zum Kollateralschaden.

Den Beitragszahlern war lange nicht klar, was sich durch die Einführung des Gesundheitsfonds in der strategischen Vorgehensweise der Kassen änderte. Erinnern wir uns: Der Gesundheitsfonds war ein politischer Deal zwischen der damaligen Koalition CDU/CSU und SPD, der nichts zum Besseren wendete, der vielmehr den Karren nur noch tiefer in den Dreck fuhr. Es kam, was kommen musste: Beitragserhöhungen, weitere Schübe der Bürokratisierung, neue Unzufriedenheit bei Ärzten und Patienten. Vor Einführung des Fonds fehlten in verschiedenen Bundesländern Millionen bei den Krankenkassen, mit dem Fonds wurde entschieden, die Kassen können uns Beitragszahler weitere Beitragserhöhungen auferlegen. Der Tenor der Reformer lautete immer nur: »Wir brauchen mehr Geld!« Die naheliegende Frage, wo denn bisher das ganze Geld geblieben war, wurde schlicht ausgeblendet oder mit Allgemeinplätzen bedacht. Wie man so was fragen kann, wo doch alles so komplex ist! Nun, die Pharmaindustrie durfte weiterhin die Preise nach Gefühl ansetzen; die Krankenkassen durften weiter an ihren Tempeln und bürokratischen Hierarchien bauen; niemand schaute wirklich hin, wenn bei ebendiesen Kassen Millionen in sinnlosen Promotionaktionen und hirnrissigen Gesundheitsprogrammen versackten.

Letzten Endes hat die Einführung des Gesundheitsfonds zur Jagd der Kassen nach Codierung von Krankheitsdaten ihrer Mitglieder geführt. Wie Bienenschwärme brachen ab November 2008 in Bayern AOK-Mitarbeiter in die Hausarztpraxen ein. Vor dem 1. Januar 2009 sollte den Ärzten anhand von mitgebrachten Patientenlisten Nachhilfeunterricht im Codieren von Diagnosen erteilt werden. Im Hintergrund war Folgendes gelaufen: Der wissenschaftliche Beirat beim Bundesversicherungsamt (BVA) hatte ein Gutachten erstellt, wonach der bestehende Risikostrukturausgleich (RSA) weiterentwickelt werden müsse. Gemeint ist: Wir müssen einen Ausgleich dafür schaffen, dass die einen Kassen nur die Lahmen, Blinden, Alten und Halbtoten haben, was Kosten verursacht, und die anderen Kassen (die dank der flotteren Werbung) vornehmlich die Heimat der knackigen Mittzwanziger sind, was die Abschöpfung saftiger Renditen erlaubt. Gleich kommt nun – ich liebe es! – im Gutachten das lustige Wörtchen »morbiditätsorientiert«. Es geht dabei um die Frage von Kasse A an Kasse B: »Wollt ihr nicht ein paar von unseren Halbtoten haben?« Klar, dass Kasse B da mal nicht hinhört! Also muss sie gezwungen werden! Morbidität heißt übrigens Krankheit, und ein Deal mit der Krankheit ist die Grundidee des Gesundheitsfonds. 80 Krankheiten werden in diesem Gutachten aufgeführt, die seit 2009 im neuen morbiditätsorientierten Risikostrukturausgleich der Kassen berücksichtigt werden. Diese 80 Krankheiten sind mit einem Code versehen, der auch noch mit verschiedenen Untercodierungen versehen ist. Jeder eingetragene Code ergibt bares Geld für die jeweilige Kasse aus dem Zauberkasten Gesundheitsfonds.

Die Erfindung des »Gesundheitsfonds«, mit dem die Strategen des Gesundheitswesens ursprünglich nur Wettbewerbsnachteile einzelner Kassen zum Ausgleich bringen wollten, führte also nicht nur zur Schaffung einer neuen Bürokratie, sondern brachte im Effekt auch noch ein System hervor, an dem man studieren kann, wie ein Controllingtool sich in eine Instrument der Abzocke verwandelt – wider jeden Sinn des Ganzen. Ein paar Fakten:

Nehmen wir einmal den Fall, es kommt jemand mit schizophren anmutenden Störungen in eine Praxis, so wissen die Gutgeschulten, dass es hier abrechnungstechnisch um den »Morbi-RSA« (= an der prozentualen Sterblichkeit mit einer bestimmten Krankheit orientierter Risikostrukturausgleich) zu Schizophrenie geht. Wie man »richtig« codifiziert, also die maximale Kohle aus dem Gesundheitsfonds für den jeweiligen Kostenträger, die gesetzliche Krankenkasse, herausschlägt, lehrt ein Kundenheft der Firma »Bitmarck«, IT-Gesellschaft der DAK, des BKK-Bundesverbands und des IKK-Bundesverbands. Alles, was man hier in Anschlag bringen könnte, ist in Nummern zusammengestellt; so steht ICD F 22 für »Wahnhafte Störung«. Das ist nicht so cool. Dafür erhält die Krankenkasse aus dem Risikostrukturausgleich läppische 1006,01 Euro. Gibt der Arzt stattdessen ICD F 20 ein, für »Schizophrenie«, erhält die Kasse 6194,42. Dabei müssen die Diagnosen richtig in sogenannte HMG (= die hierarchisierten Morbiditätsgruppen) übertragen werden: für »Wahnhafte Störung« HMG 058, für »Schizophrenie« HMG 054. Das ist der Unterschied, der den Unterschied macht.

Diagnostiziert der Arzt »unschädlichen Gebrauch von Alkohol«, gibt es null Cent. Gibt er »schädlichen Gebrauch« an, ist die Kasse mit 55,42 Euro pro Nase dabei. Diagnostiziert er »erhöhten Zuckerwert« gibt es nichts, interpretiert er diesen als »Diabetes«, erhält die Kasse bis zu 240,62 Euro aus dem Ausgleichstopf (Morbi-RSA). Da sollten wir doch aufpassen, dass wir nicht der Kasse zuliebe ein Land der Diabetiker werden. Fakt ist: Ein Häkchen an der richtigen Stelle, und der Rubel rollt in den erwünschten Säckel. Schauen wir auf HMG 130 (»Dialysestatus«), so heißt das in Euro 4080,54 für die Kasse. Stark im Kommen, diese Diagnose! Parallel dazu dürften im Moment die Nierenfunktionsstörungen radikal zurückgehen – dafür gibt es nämlich nur magere 0 Euro.

Krankenkassenbetrug mit Diagnosen? Das »Westfalenblatt« veröffentlichte im Juli 2009 unter Berufung auf das Bundesversicherungsamt (BVA), dass man dort verstärkt gegen Betrügereien durch Krankenkassen mit Patientendiagnosen vorgehen will. So sollen Krankenkassen Ärzte durch Extrazahlungen aufgefordert haben, Diagnosen zu fälschen, um so aus dem Gesundheitsfonds Extrazahlungen zu erhalten.

Schauen wir auf Vorgänge in den USA: Dort hat der Pharmakonzern Fresenius, zu dem die privaten HELIOS Kliniken gehören, mit dem Unternehmen Kaiser Permanente ein Konzept für eine Pauschalvergütung medizinischer Leistungen entwickelt. Wenn ich dazu die Aussagen eines ehemaligen Kaiser-Permanente-Arztes (siehe Kapitel 24 dieses Buches) nehme und sehe, wie man in den USA mit Dialysepatienten umgeht, stehen mir vor Entsetzen die Haare zu Berge. Dr. Charles Phillips erklärt, warum Kaiser-Permanente-Ärzte ein beginnendes

Nierenversagen häufig nicht diagnostizieren. Sie warten ab, bis das Organ nicht mehr richtig funktioniert. Das staatliche *Medicare*-Programm finanziert die Blutwäsche mit satten Beträgen, also stürzen sich die Konzerne auf diese Therapie. Denn die muss ständig wiederholt werden, und die Pipeline spuckt die Dollars aus. Zurück nach Deutschland!

Klar, was jetzt passiert? Die Jagdsaison der Kassen auf Codierungen ist auch hier eröffnet. Ein Halali und Affenrennen nach den »richtigen Krankheiten«, ein Wettbewerb (nicht der Liebe, nein) der Gier nach den zertifizierten und codierten Gebresten dieser Welt! Wer hat noch nicht, wer darf noch mal! Das ist politische Flickschusterei par excellence – mit spürbaren Folgen für uns Patienten und unsere Ärzte. Ab 1. Januar 2009 wurden weitere Codierungen von Krankheiten eingeführt, womit der Geldfluss aus dem ominösen Fonds zur Kasse noch intensiver reguliert wurde. Und nun geschah etwas, das ich für ein Wunder halten würde, wäre es nicht Effekt einer abstrusen Politik: Bei 80 – soll ich sagen: gern gesehenen – kodifizierten Krankheiten, zu denen u. a. Diabetes mellitus Typ I und II oder HIV gehören, stiegen die durchschnittlichen Leistungsausgaben um mindestens 50 Prozent. Der Hohn ist nur: Das alles wurde vom Gesundheitsministerium auch noch als fair, gerecht und ausgeglichen festgezurrt.

AOK-Mitarbeiter kamen also mit Listen in die Praxen, in denen die Daten inklusive der Diagnosen der Versicherten aufgelistet waren. Ich weiß durch die Schilderungen verschiedener Ärzte, dass sich die nachfolgenden Szenarien nicht im Film, sondern in der Wirklichkeit deutscher Arztpraxen abspielten: Nette Damen und Herren Kassenangestellte kamen in die Praxis und erteilten umfangreichen Nachhilfeunterricht. Beim Herrn A müsse man aber unbedingt noch die Codierung X anbringen, und da fehle noch mindestens die Untercodierung XXX. »Immer fleißig codieren, es ist Ihr Vorteil!« Und mit dieser Diagnose da, da könne man ja gar nichts anfangen, sie sei ja nicht ansatzweise codiert usw. Ja und dies und das, das würde man doch besser mit Y codieren! Mancher Arzt staunte auch über Diagnosen, die auf seinen Patienten gar nicht zutrafen. So beschrieb eine Ärztin die kuriose Situation: »Ich sollte für meinen Patienten die Codierung für HIV nachtragen, auf meinen Einwand, der Patient habe aber keine HIV-Erkrankung, wurde auf die Diagnose Lungenentzündung hingewiesen. Ich kann mir das nur so erklären: Da in meiner Praxis vermehrt HIV-Patienten behandelt werden, kann aus der Diagnose Lungenentzündung der Schluss auf HIV gezogen worden sein!« Irgendwann besorge ich mir eine »unsichtbare Kamera« und drehe einen deutschen »Sicko«-Film.

Ähnlich lustig sieht es in den Kliniken aus. Dort geht es um die sogenannten Fallpauschalen. Wo du hinkommst, findest du mittlerweile das gleiche Heer hochdotierter Controller. Die Leute werden eingesetzt, damit sie in detektivischer Kleinarbeit die einzelnen Berichte von Ärzten und Pflegepersonal durchforsten. Sie haben nur eine einzige Aufgabe: Fall für Fall nachforschen, ob nicht doch noch mehr herauszuholen wäre. Eine trickbetrügerische Kunst bürokratischer Geldvermehrung ist an die Stelle des ehrlichen, uralten Dreischritts getreten, der da heißt: 1. klare Diagnose, 2. angemessene Therapie, 3. sachgerechte Honorierung erbrachter Leistungen.

Was bleibt, ist der Verlust der individuellen Behandlung des Patienten vor Ort. Egal ob in der Praxis oder in der Klinik: Ärzte haben, bevor sie einen Finger rühren und einen Gedanken fassen, vor allem ein ehernes Gesetz zu befolgen. Es lautet: »Hol das Maximale aus diesem Fall heraus, auf dass du lange lebest und es dir wohlergehe im Land deiner Väter.« Das ist das neue Gesetz Moses im Gesundheitswesen. Wer dies nicht will, wer dies nicht kann oder wer seinen Blick zu sehr auf ärztliche Heilkunst legt, wird über kurz oder lang die negativen Auswirkungen für sich und seine Existenz spüren.

Der einzelne Patient, egal mit welcher Krankheit er geschlagen ist, steht diesem perversen Mammutgebilde Gesundheitswesen macht- und ratlos gegenüber. Es ist an der Zeit, dass die vielen Patienten ihre je individuellen Erfahrungen austauschen und in einen gemeinsamen Prozess der Analyse treten. Deshalb habe ich den »Bürgerschulterschluss« begründet. Wenn erst einige hunderttausend Leute an einigen tausend Orten in unserem Land miteinander ins Gespräch kommen, platzt die Gesundheitsblase. Wo zehn Patienten, zehn Ärzte, zehn Pfleger an einem Tisch sitzen, machen sie dieselbe Erfahrung: Meine Misere ist auch deine Misere, mein Fall ist auch dein Fall, meine Not ist auch deine Not. Nein, es sind keine »Zufälle«, die unsere Kliniken und Praxen zu Unorten machen. Es handelt sich um einen politisch gestützten, systemlogischen Angriff der Geschäftemacher auf den Menschen. Wir Patienten werden in diesem Prozess zur Ware, Ärzte und Pflegepersonal zu Handlangern wider Willen.

6.
Arm, krank und arbeitslos

Und bist du nicht willig …

Er ist ein ruhiger und zurückhaltender Mensch, der Privates und Berufliches strikt trennt, der immer als verlässlich, reell, pünktlich und korrekt von seinen Arbeitgebern eingestuft wurde. »Betriebsbedingte Umstrukturierung« führte zum Verlust seines Arbeitsplatzes und zu einer Kette von Schicksalsschlägen, die den Mann gesundheitlich und existenziell an den Rand des Ruins brachten. Für uns ist es interessant, zu sehen, wie das neue Gesundheitswesen mit Menschen umgeht, die in einem härter gewordenen Arbeitsumfeld physisch und psychisch unter die Räder geraten.

Für eine sich anbietende neue Stelle musste der Mann seine Heimatstadt verlassen. Er nahm den Job jedoch an und zog die mehrere hundert Kilometer nach Norddeutschland, um nur ja nicht arbeitslos zu werden. Doch er fand einen Arbeitsplatz vor, der für ihn zur Hölle wurde. Das Gefühl, einem perfiden Mobbing ausgesetzt zu sein, endete nach einem Jahr vor dem Arbeitsgericht in Hamburg. Die Richter gaben dem Mann recht. Eine Weiterarbeit unter diesen Umständen empfanden auch sie als nicht mehr zumutbar. Eine entsprechende Abfindung erfolgte, die der Mann jedoch erst erhielt, als er gegen den Arbeitgeber eine Kontopfändung veranlasste.

Drei Monate lang blieb der Mann arbeitslos, aber schließlich konnte er sich doch mit Erfolg um eine neue Anstellung bewerben. Die neue Tätigkeit bestand in der Alarmverfolgung, genauer gesagt in der Bewachung von Einzelhandelsläden mit einem schweren Motorrad. Der Job bedeutete, dass er zwölf Stunden an sechs Tagen in der Woche unterwegs war, immer auf dem Motorrad, ob es regnete oder schneite. Die untertarifliche Entlohnung von 6,40 Euro in der Stunde nahm er in Kauf. Hauptsache, er konnte sich durch eigene Arbeit seinen Lebensunterhalt verdienen! Doch die harte physische Belastung durch die neue Tätigkeit blieb nicht in den Kleidern hängen. Anfang des Jahres 2009 bekam er plötzlich Lähmungen in Armen und Beinen, die zu einem Sturz auf der Treppe führten. In der Folge wurde er arbeitsunfähig geschrieben. Die Firma interessierte das nicht. Dem Mann wurde während der Krankheitsphase gekündigt. Im Krankenhaus stellte man eine versteifte Wirbelsäule im Lendenwirbelbereich fest. Die Krankschreibung erfolgte durch einen Arzt in Hamburg. Dieser hob die Krankschreibung aufgrund mehrerer Anrufe der Krankenkasse auf. Was nun?

»Ich werde mir halt einen neuen Hausarzt suchen!«, sagte sich der Mann. Doch was er sich als einfachste Sache von der Welt vorstellte, entwickelte sich zu einem wahren Klinkenputzen. Für einen arbeitslosen, kranken Menschen schienen andere Gesetze zu gelten als für normale Leute. Die ortsansässigen Hausärzte, die der Mann konsultierte, ließen ihn wissen, sie nähmen derzeit keine neuen Patienten auf. Erst durch eine Notfallsituation kam der Mann schließlich zu einem Hausarzt, der sich intensiv mit ihm befasste. Sein allgemein nicht rosiger Gesundheitszustand verschlimmerte sich in dieser Phase zusehends: Er erlitt einen Hörsturz mit permanentem Tinnitus, weitere Lähmungen in Armen und Beinen traten auf, eine Polyneuropathie wurde diagnostiziert, sein Gehapparat stellte sich als durch Knie- und Hüftprobleme eingeschränkt dar. Für sein beeinträchtigtes Gehör benötigte er inzwischen ein Hörgerät. Fortbewegen konnte er sich praktisch ausschließlich mit Gehhilfen, da er durch das Versagen der Beine öfter stürzte. Dreimal wöchentlich braucht er eine Injektion gegen die Schmerzen. Aufgrund dieses Krankheitsbildes und eines amtsärztlichen Gutachtens wurde ein Kurantrag gestellt. Die Deutsche Rentenversicherung genehmigte diesen Antrag nach langem Hin und Her, und der Mann fuhr auf Kur. Es stellte sich nur leider heraus: Die ihm zugewiesene Rehaklinik war leider gar nicht für sein Krankheitsbild ausgelegt (auch dieser Umstand übrigens kein Einzelfall), und so wurde seine Erkrankung in der Folge schlimmer statt besser.

Der engagierte Hausarzt schrieb den Mann nach der missglückten Rehamaßnahme weiterhin krank. Sein Antrag beim Landesamt für Soziales, Jugend und Familie, man möge ihn doch vom bestehenden Schwerbehindertengrad GDB 30 % auf GDB 50 % einstufen, wurde rückwirkend genehmigt. Doch nun bekam der Hausarzt Schwierigkeiten. Wiederholt versuchte die Krankenkasse, Leistungen für den »nutzlosen Kostenfaktor arbeitsloser Kranker« zu verweigern. Für eine sogenannte Befreiungskarte musste er sogar die Rechtsabteilung von ver.di einschalten. Mehrere couragierte Ärzte unterstützten den Mann mittlerweile, indem sie sich für eine neuerliche Rehamaßnahme in einer dafür spezialisierten Klinik starkmachten. O Wunder! Tatsächlich erfolgte schließlich ein positiver Bescheid für eine neue Rehamaßnahme, und er sah sogar die von den Ärzten empfohlene Klinik vor. Jedoch wurde der Bescheid einige Tage später wieder korrigiert, da die Deutsche Rentenversicherung es einmal mehr besser wusste. Sie hatte eine andere Klinik für ihn ausgewählt.

Mittlerweile hatte ihm die Krankenkasse in einem Schreiben die Erschöpfung seines Krankengeldes angedroht. Beiläufig erfuhr der Mann vom bearbeitenden Sachbearbeiter, dass er nun innerhalb einer Woche zur Rehamaßnahme müsse. Weder telefonisch noch schriftlich hatte man ihm bislang einen Termin mitgeteilt. Aufgrund seiner desolaten finanziellen Lage bat er um die notwendige Fahrkarte, die ihm weder die Krankenkasse noch der Rentenversicherungsträger noch die Kurklinik stellte. Der Mann hatte das Geld wirklich nicht, um sich aus eigener Tasche eine Fahrkarte zu kaufen. Also erklärte er, er könne die Kur nicht antreten, da er finanziell nicht in der Lage sei, für die hohen Fahrtkosten aufzukommen. Daraufhin setzte die Krankenkasse die Zahlung der Leistungen sofort aus. Sein Krankengeld lag zu diesem Zeitpunkt unter dem Hartz-IV-Satz. Obwohl alle Fakten auf dem Tisch lagen, der Mann sogar formell richtig eine Aufstockung beantragt hatte und generell darauf achtete, in allen Ämtern und Behörden korrekte Anträge zu stellen, ließ man ihn wie vorbestraft hängen – eine Art B-Priorität des Systems. In der Folge wollten ihm die Deutsche Rentenversicherung und die Krankenkasse daraus einen Strick drehen, dass er die Kur nicht angetreten hatte. Die Aussage war, er habe sich geweigert, die Rehamaßnahme anzutreten. Aber nicht genug des Elends! Dieses Faktum wurde nun auch ausschlaggebend für den Entscheid eines zukünftigen Rentenanspruchs. Der Mann legte sofort Widerspruch ein, zumal ihn auch die Rechtsabteilung von ver.di dazu ermutigt hatte. Sie war über diese Rentenangelegenheit und die ganze Vorgeschichte informiert und betrachtete den Fall mit großem Interesse. Nachbarschaftliche Fahrdienste machten es in dieser Zeit möglich, dass er zum Krankenhaus bzw. zu seinen Arzneimitteln kam. Essen, ein Stück Seife – auch dafür sorgten vielfach die aufmerksamen Nachbarn.

Der weitere Weg des Mannes wurde gekennzeichnet durch das Ausfüllen von immer neuen Anträgen. So beantragte er beispielsweise beim zuständigen Sozialgericht eine entsprechende Leistungsverfügung, einerseits wegen der angeblichen Erschöpfung des Krankengeldes, zum anderen wegen dem Nichtausfüllen eines eingereichten Formulars für das Arbeitsamt. Eine Weile versuchte auch ein zwischenzeitlich eingeschalteter Anwalt für Sozialrecht das Recht des Mannes zu vertreten. Doch von Idealismus alleine kann auch ein Sozialanwalt nicht leben. 600 Euro betrug das Anwaltshonorar, das unser Mann nicht bezahlen konnte. Daher verfolgte der Anwalt den Fall nicht weiter. Nach zwei Jahren Behördenkrieg wurde die besagte Rehamaßnahme endlich durchgeführt. Die Fahrtkosten waren zu einem kleinen Teil übernommen. Eine Gepäckbeförderung erfolgte nicht. Zum besseren Verständnis: Steife Wirbelsäule, halbseitig gelähmt, Fortbewegung nur mit Gehhilfen möglich – versuchen Sie in diesem Zustand einmal mit einem Koffer von A nach B zu verreisen! Wenn Sie ein Optimist sind, leben Sie von der Aussicht, dass sich irgendjemand Ihrer erbarmt und Ihnen den Koffer trägt. Ein Pessimist fährt erst gar nicht los! Unser Mann machte sich nun mit einem schweren Marineseesack beladen per Bus und Bahn in Richtung Rehaklinik auf den Weg. Wie gnadenlos sind wir geworden denen gegenüber, die unserer Hilfe bedürfen! Die Kälte der Behörden, ihr Wegschauen vom konkreten Menschen, ihre Standardisierung des Menschlichen – es stinkt für mich zum Himmel!

Für die Rückfahrt gab ihm die Verwaltung der Rehaklinik Geld, damit der Mann sich wenigstens eine Fahrkarte kaufen konnte. Dort gab es *Menschen* – und sie waren beeindruckt vom Lebens- und Arbeitswillen dieses anständigen Mannes, der unverschuldet in Not geraten war. Nach dieser zweiten Rehamaßnahme stellte er sich trotz Krankschreibung dem Arbeitsmarkt zur Verfügung. Ihm war schließlich inzwischen auch mitgeteilt worden, es sei »Erschöpfung des Krankengeldes« eingetreten, und vorübergehend würde das Arbeitsamt nun die erforderlichen Leistungen erbringen.

Wie geht es dem Mann heute? Die Gehbehinderung hat sich verschlimmert, und trotz entsprechendem Gutachten wurde die Kostenübernahme für eine ambulante Arthroskopie am rechten Knie von der Kasse über viele Wochen hin verschleppt. Der Antrag auf Befreiung von Zuzahlungen wurde ebenfalls über Monate hinweg nicht bearbeitet. Zum Zeitpunkt meiner Recherche sind bei dem Mann allein Porto- und Kopierkosten in Höhe von 220 Euro entstanden. Die er nicht hat. Er muss bei Bekannten darum betteln, dass er bei ihnen bestimmte Anträge und angeforderte Papiere kopieren darf. Einiges hat sich inzwischen durch den hartnäckigen Kampf des armen Mannes bewegt. Grundsätzlich soll seine Rente rückwirkend genehmigt werden, nachdem er ordnungsgemäß Krankengeld und ordnungsgemäß den Anspruch auf Arbeitslosengeld bezogen hat. Inzwischen hat die Krankenkasse aber auch Rückforderungsansprüche gestellt. Das Arbeitsamt wird dies wohl auch noch nachträglich tun. Man kann es kaum fassen! Da führen also zwei Behörden einen ebenso absurden wie teuren Streit darum, wer dem nackten Mann in die Tasche greifen darf. In der kreativen Ausgestaltung von Arbeitsbeschaffungsmaßnahmen lassen wir Deutschen uns noch immer von niemandem in der Welt übertreffen.

Unser Mann steht nun mit Ende 40 da. Er ist krank, hat mittlerweile einen Berg von Schulden. Obwohl er immer gearbeitet hat oder arbeitswillig war, zwangen ihn die Umstände in ein menschenunwürdiges Dasein. Der Mann wurde durch seine Erkrankung bestraft. Nun wird er nur noch verwaltet. Seine Briefe um Hilfe werden nicht beantwortet, und seine Frage in der Agentur für Arbeit, wie er wieder in ein normales Leben finden kann, wird überhört. Er lebt auf dem Land, und dass er sich nicht vollkommen aufgegeben hat, verdankt er nur dem intakten sozialen Umfeld seiner Nachbarschaft. »Ich habe kein Recht mehr«, zieht er Bilanz, »und bin bloß noch ein Kostenfaktor, der auf jede erdenkliche Art und Weise eingespart werden muss. Ich habe mir meine Krankheit doch nicht ausgesucht! Ich bin doch nicht aus Jux und Dollerei schwerbehindert geworden …!«

Es ist, als rede er nur noch zu sich.

7.
Zuzahlen!

Da sind Sie aber an den
Falschen geraten

Herr W. holte wie jeden Tag gegen Mittag die Post in die Wohnung. Da der Briefkasten nicht vor lauter Werbesendungen überquellen sollte, hatte er einen entsprechenden Aufkleber am Postkasten angebracht. Außer einem Brief seiner Krankenkasse DAK war heute keine Post eingetroffen. »Vielleicht erhalte ich heute Antwort auf meine Frage nach den dubiosen Zuzahlungen«, sprach er vor sich hin, als er zurück ins Haus ging.

Seine Frau musste aufgrund einer Vorsorgeuntersuchung zur Abklärung geröntgt werden. Mit einem entsprechenden Überweisungsschein bekam sie nach mehreren Wochen Wartezeit einen Termin beim Radiologen. Dort verlangt man nach erfolgter Untersuchung 38 Euro Zuzahlung, da die Krankenkasse das so vorgesehen habe. Die Patientin war seinerzeit von ihrem Ehemann begleitet worden, der sich gegen die Zahlung dieses Betrages wehrte – vor allem, weil sie vor der Röntgenuntersuchung nicht über die Verpflichtung einer Zuzahlung, geschweige denn über die Höhe informiert worden waren. Was ist denn das für ein Gebaren, hatte er sich in der Praxis empört und nur ein Schulterzucken der Arzthelferin dafür geerntet.

Nun ist Herr W. einer der Patienten, denen es ums Prinzipielle geht. »Ich habe es satt, dieses ständige Abkassiertwerden ohne ausreichende Begründung!« Er rief bei der Ärztekammer an. Dort erfuhr er, dass er sich doch mit der Krankenkasse ins Benehmen setzen sollte. Bei der Krankenkasse wiederum wurde ihm lapidar mitgeteilt, es würden Behandlungen mit einer notwendigen medizinischen Begründung immer bezahlt. »Und diese Röntgenuntersuchung war also nicht notwendig?« Hörbares Schulterzucken. Die Telefonate zwischen Arzt, Krankenkasse und Ärztekammer häuften sich. Zur Klärung kam es nicht. Herr W. ließ sich Gesetzestexte, Vereinbarungen und Ausführungsbestimmungen zusenden und vertiefte sich in die komplexe Materie. Er stolperte über Sätze wie »freie Preisgestaltung«, »ausreichende und notwendige medizinische Begründung«. Und er fing an zu überlegen, ob man als Patient vor einem Arztbesuch erst einmal einen Kursus machen soll, wer welche Bestimmungen erlässt, um die Erkrankten vom Arztbesuch abzuhalten.

Es ging Herrn W. überhaupt nicht um die 38 Euro. Es ging ihm um die viel grundsätzlichere Frage, ob wir es als Bürger wirklich hinnehmen dürfen, dass eine Grauzone zwischen öffentlicher Leistung und klammheimlichem Geschäft entsteht, eine Grauzone, in der das Abkassieren immer dreister forciert wird, während die Berechtigung von Forderungen immer geschickter verschleiert wird. Sein Arzt erklärte ihm, dass seine Kasse die Bestimmungen schreibe, nicht er als Arzt. Und nun kam also ein Brief von seiner DAK.

Seine Erwartung, dass nun eine Klärung in Schriftform im Kuvert liege, erfüllte sich nicht. Die Krankenkasse gab sich dafür her, eine Werbung zu versenden,

Werbung für eine Zusatzversicherung, genau gesagt für eine Zahnversicherung von der HanseMerkur. Herr W. packte die kalte Wut. Er rief bei der Kasse an: »Wenn Sie so weitermachen, schaffen Sie sich Ihre eigenen Patienten! Wegen Ihres Umgangs mit den Mitgliedern Ihrer Kasse bekomme ich bald mal einen Herzinfarkt.« Er wolle keine Werbung für Zusatzversicherungen. Er wolle ganz einfach eine Klärung über die geforderten 38 Euro. Die Servicedame am Telefon vermittelte ihn weiter. Und nun passierte etwas, das man mit Herrn W. nicht machen sollte. Die Krankenkasse verfiel in plötzliche Freundlichkeit. Selbstverständlich, hieß es plötzlich, werde man die 38 Euro übernehmen und sie über einen »Sonderfonds« finanzieren. Herr W. möge doch bitte die generöse Vorgehensweise als Zeichen einer langjährigen guten Geschäftsbeziehung betrachten und darüber Stillschweigen bewahren.

Der Mann legte grußlos auf und wählte meine Nummer: »Hallo, Frau Hartwig, mein Name wird Ihnen nichts sagen. Aber soll ich Ihnen einmal ein Gaunerstück erzählen?« Ob es nun ein gleich ein »Gaunerstück« war, mag dahingestellt sein. Herr W. lebt offenkundig noch immer in der Vorstellung, eine Krankenkasse sei etwas ähnlich Solides wie die Passbehörde, auf der es nur zwei Alternativen gibt: Entweder Sie haben ein Recht auf etwas, oder Sie haben kein Recht. Dass eine Krankenkasse mittlerweile für jeden Kuhhandel gut ist, daran werden wir uns gewöhnen müssen. Denn es ist politisch so gewollt. Es ist traurig, aber wahr: Wer sich wehrt und auf die Hinterfüße stellt, hat gewisse Chancen, zu seinem Recht zu kommen oder sogar auch ungerechtfertigte Forderungen durchzusetzen. Die Kassenmitarbeiter sind auf eine Kosten-Nutzen-Rechnung eingestellt: Zahlen wir? Zahlen wir nicht? Man kommt Patienten – oder soll ich sagen »Kunden«? – entgegen, die etwas bringen, und man zeigt solchen auf schnöde, manchmal sogar schikanöse Weise die Schulter, die nur die Bilanz belasten. Die Dummen dieses Perspektivenwechsels im Gesundheitssystem sind an erster Stelle die Patienten. Sie sind, sofern sie sich nicht als Privatpatienten rechtzeitig in Sicherheit bringen konnten, diesem System auf Gedeih und Verderb ausgeliefert.

Dann – und das sind die nächsten Systemopfer – kommen die niedergelassenen Ärzte, die durch ihre Zwangsmitgliedschaft in den Kassenärztlichen Vereinigungen den Willkürmaßnahmen von Kassenärztlichen Vereinigungen und Kassen ausgeliefert sind und von denen so manch einer mit seiner Praxis um das nackte Überleben kämpft. Nicht zu vergessen: das Pflegepersonal in den Krankenhäusern, das genau wie die Ärzte dem bürokratischen und betriebswirtschaftlichen Wahnsinn ausgeliefert ist.

Sie alle betrachten mit der Faust in der Tasche die empörende Öffentlichkeitsarbeit der Gewinner dieses Systems. Wer das ist? Das sind unter anderem die Kassenfürstinnen und Kassenfürsten, die durch gezielte Desinformation ihre wahren Interessen verschleiern und ihre Abzockmethoden als Serviceleistung kaschieren. Das sind auch die Pharmakonzerne, die mehr Marketingmitarbeiter und Lobbyisten als Forscher beschäftigen, die den Politikern Incentives ins Haus und Gesetzesvorlagen in die Feder liefern und die es sich leisten können, Preise nach Gefühl zu bestimmen. Aber nicht nur die Politik wird von Lobbyisten gesteuert. Auch die Medien sind voll im Fokus der interessierten Kreise. Mich empört es immer wieder, dass es die teuer bezahlten Presselobbyisten der Gesundheitsmafia bis in die überregionalen Blätter der Republik schaffen. Ich lese einen Artikel und kann Ihnen auf den Kopf zusagen, wer ihn in Wirklichkeit bezahlt hat. Ich nenne das *die stille Korruption* in den Medien.

Hotline: Im November 2006 wurde bereits bekannt, wie die DAK einen ihrer Mitarbeiter als Referenten ins Bundesgesundheitsministerium entsandte, um dort zu arbeiten. Die Leipziger Volkszeitung berichtete, dass der Mann vertrauliche Informationen an seine Kasse weitergereicht hat. Der damalige Ministeriumssprecher Klaus Vater (große Koalition SPD/CDU/CSU) bekannte: »Es ist notwendig geworden, dass sich das Bundesgesundheitsministerium von heute auf morgen von einem Mitarbeiter getrennt hat. Dieser hat vertrauliche Papiere im Zusammenhang mit der gesetzlichen Ausarbeitung der Gesundheitsreform an seine Krankenkasse weitergereicht!« Die DAK äußerte sich folgendermaßen: »Die Abordnung von Experten aus den Kassen ins Ministerium gibt es nur, weil diese die Informationen aus dem Ministerium erhalten!« DAK-Sprecher Boda Nowitz vertrat die Ansicht vom DAK- und AOK-Bundesverband, indem er keinen Hehl daraus machte, dass beide Kassen an das Ministerium zahlreiche Experten ausgeliehen hätten. Laut DAK-Sprecher im November 2006 gehöre die Rückkopplung von Informationen an die entsendenden Krankenkassen für die zeitweiligen Ministeriumsmitarbeiter, die von außen kommen, zum normalen Geschäft. Laut DAK-Sprecher sei es auch »von uns und auch politisch so gewollt«! Außerdem sei die Weitergabe von Unterlagen aus dem Ministerium an die entsendenden Krankenkassen »wirklich nichts Schlimmes«.

Ginge es doch wenigstens in der unabhängigen Presse um tatsächliche Hintergrundinformationen, einer breiten Thematisierung stünde nichts im Weg. Aber auch dorthin reicht der Arm im Kampf um Macht und Geld. Personalabbau in den Redaktionen, keine Zeitfenster für lange Recherchen spielen den Vertuschern in die Hände. Der kapitalorientierte Umbau des Gesundheitswesens kommt als Abzocke beim Einzelnen an. Aber weder die Klage des betrogenen Bürgers noch die Offensichtlichkeit, mit der die Milliardenbeträge in andere Kanäle umgeleitet werden, spiegeln sich in einer wahrhaft kritischen Presse wider. Transparenz wird zu oft abgeblockt. Derjenige, der es versucht, muss mit massiven Angriffen rechnen. Ich weiß, von was ich rede! Ich weiß es von einer Handvoll mutiger Journalisten und ich weiß es aus eigener Erfahrung.

Es wird Zeit, dass sich jeder einzelne Versicherte klarmacht, auf welche Weise er Teil eines hoch prekären Systems ist. Wir sind in der Zange. Da sind eben nicht nur die monatlichen Beiträge zur Krankenversicherung. Daneben baut sich ein kaum mehr überschaubares System auf, dessen erpresserische, strukturelle Gewalt voll in den Blick kommen muss. Es beginnt mit irgendwelchen, mal mehr, mal weniger begründeten Zuzahlungen bei Ärzten und pflegerischen Einrichtungen; es geht weiter über die Praxisgebühr, bis wir bei den 19 % MwSt. sind, die auf jedes Medikament zu entrichten sind – auch auf ein 60 000 Euro teures Krebspräparat, von dem kein Mensch weiß, warum es 60 000 Euro kosten muss, wenn es im Nachbarland für eine weitaus geringere Summe zu haben ist.

Die strukturelle Entgeldung unter dem Vorwand »Gesundheit« ist allseitig. Und das ist der Skandal. Einige sagen, ich würde »die Leute rebellisch machen«. Das mag sein. Ich habe mir jedenfalls vorgenommen, so lange Unruhe zu stiften, solange ich das Gefühl habe, das ich etwas bezahlen soll, was ich nicht bestellt habe. Sonst führen sie demnächst noch die Praxisgebühr beim Friseur ein.

8.
Kostendämpfung I

Alex und die Schuldfrage

Alex lebt in den neuen Bundesländern und wird in diesem Jahr 15 Jahre alt. Im Jahr 2003 hatte er mit acht Jahren ein Aneurysma, also eine Erweiterung der Blutgefäße, im Kopf. Es erfolgte eine Notoperation. Im Juli 2003 kam er in die Reha, konkret in die Intensivphase einer speziellen Neuroreha bei Dresden. Es war eine Besserung der Funktionen von Arm und Bein auf der rechten Seite zu verzeichnen. Mitte August 2003 kam es, noch während des Aufenthalts in der Einrichtung, zu einer folgenschweren Neublutung. In der Rehaklinik behandelte man diesen neurologischen Patienten in der Intensivphase und diagnostizierte diese folgenschwere Blutung als Erbrechen und Übelkeit aufgrund einer Magenverstimmung.

Anstatt bei diesen Anzeichen unverzüglich ein Computertomogramm (CT) in der unmittelbaren Nachbarklinik zu veranlassen, wurde abgewartet. Mehrere Stunden vergingen, bis ein CT veranlasst wurde. Dort stellte man dann die erneute Blutung im Hirn fest und veranlasste eine Akutverlegung in die Uniklinik Dresden. Durch diesen langen Zeitraum des Abwartens verlor der Junge die bereits in der Rehaklinik erworbenen Greif- und Bewegungsfunktionen in Arm und Bein. Resultat: Komplette, irreparable halbseitige Lähmung der rechten Körperhälfte. Man fragt sich: Wo waren in den kritischen Stunden seit Eintreten der sogenannten Re-Blutung die fachlichen Kräfte in der speziellen Intensivabteilung einer Neurorehaklinik, um die erforderlichen rechtzeitigen Maßnahmen auf diese erneute Blutung einzuleiten? Ein spezielles CT-Gerät war da, aber es war nicht einsatzbereit hochgefahren, um sofort die Blutungsursache feststellen zu können und um dann die medizinisch erforderlichen Folgemaßnahmen einzuleiten.

Wenn man nachfragt, warum nicht einmal eine neurologische Spezialeinrichtung auf den konkreten Notfall eingerichtet war, wird man bald auf den Punkt Kostenreduzierung stoßen. Es waren nicht genug Leute da, und die da waren, hatten alle Hände voll zu tun. Die Technik war da, aber sie war nicht einsatzfähig. Wenn man noch tiefer nachforscht, wird man sehen, dass es eine Kostenreduzierung gibt, die geradezu Kosten produziert, irreparable Humankosten und empfindliche Dauerkosten für unser Sozialsystem. Es will niemand wissen, dass die Abteilungen völlig unterbesetzt sind, hier wie in den meisten Kliniken dieses Landes. Nach der Devise »Es wird schon gutgehen« wird Personal reduziert bis auf ein Minimum. Geht dann etwas daneben, dann wird es als »Einzelfall« deklariert. So viele »Einzelfälle« gibt es gar nicht, dass nicht selbst der Blindeste den Systemfehler fühlt. Aber kaum wird das Problemfeld Personalreduzierung im Ärzte- und Pflegebereich der Kliniken wieder einmal thematisiert, kommt eine politische Blindschleiche wieder mit dem Dummschwätz daher, man müsse das doch differenziert sehen, es gebe gewiss eine Reihe von Einzelfällen, aber daraus könne man doch keine pauschalen Schlüsse ziehen. Das Äußerste, zu dem man sich in dieser geistigen Wattewelt versteht, ist der Ruf nach einer »umfassenden Studie«.

Alex hat davon nichts, auch nicht seine Eltern. Ich wehre mich auch dagegen, dass man jetzt wieder allein den Ärzten und Pflegern die Schuld in die Schuhe schiebt. Meine Meinung ist klar. Solche schrecklichen Unfälle gab es schon immer und wird es immer geben. Menschen sind eben keine Maschinen. Wenn aber die Schuldfrage gestellt wird, so mache ich in erster Linie eine Gesundheitspolitik haftbar, die das Geld an der falschen Stelle ausgibt und heilungs- und hilfewillige Ärzte, Schwestern und Pfleger zu rotierenden Zombies macht, die manchmal ihren Aufgaben auch dann nicht nachkommen könnten, wenn sie den Kniff mit der Bilokation heraushätten. Schuld hat, wer Rahmenbedingungen schafft, in denen eine ordentliche Medizin und Pflege nicht mehr zu leisten ist. Schuld sind diejenigen, die nur nach dem Prinzip der Wirtschaftlichkeit operieren und ärztliche und pflegerische Fehler dabei in Kauf nehmen. Das finde ich menschenverachtend.

Schauen wir auf Alex, auf seine Familie und dann darüber hinaus auf uns alle. Neben den humanen Aspekten der Geschichte muss hier auch einfach der Kostenfaktor benannt werden. Alex ist teilweise an den Rollstuhl gebunden. Solange Alex lebt, wird er Hilfe und Unterstützung in seinen täglichen Abläufen benötigen. Gestützt kann er wenige Schritte laufen, aber nur mit Prothesen und Stützschienen. Da er sich im Wachstum befindet, ist er auf eine Dauerversorgung mit Heil- und Hilfsmitteln angewiesen, z. B. wenn sich seine Rollstuhlgröße ändert, oder wenn er andere Schienen für Arm und Bein benötigt.

Auf einer zweiten Ebene müssen wir das familiäre

Drama der Familie betrachten. Den Eltern, die keine Reichtümer besitzen, wird eine gewaltige finanzielle Last auferlegt. Durch die immer stärker werdenden Kürzungsmaßnahmen der Krankenkasse macht man sie zu Dauerbittstellern für die lebenslang erforderlichen Therapien. Gerade die physiotherapeutischen Maßnahmen, wie Ergotherapie und Krankengymnastik, haben sich längst zur nervlichen Belastung für alle Beteiligten ausgeweitet.

Auszug aus einem Schreiben einer Mitarbeiterin in einer Werbeagentur: »(...) bin beruflich vorbelastet, da ich mich leider nur mit Marketing für Kliniken befassen muss. Aktuell geht es bei uns um das Thema ›Zuweisermarketing‹, das die privaten Kliniken bestens verstehen und längst umsetzen. Die ›Kleinen‹ und die ›Kommunalen‹ hinken noch etwas hinterher. Ich kann Ihnen, Frau Hartwig, nur bestätigen: Sie haben recht, es geht im Gesundheitswesen nicht um Patient oder Arzt. Die Klinikbetreiber wollen den ›Kunden‹, wollen seine Wertschöpfung und ihre eigene Gewinnmaximierung (...).«

9.
Kostendämpfung II

Mein Platz ist im »Keramikstudio«

Zwei Worte begleiteten über Wochen sein Leben. Vorsorge und Früherkennung! Er fühlte sich völlig gesund und schob den Termin zur Darmuntersuchung ewig und drei Tage vor sich her. Seine Frau drängte ihn, und so kam es eines Morgens doch zur Untersuchung im Uniklinikum. Um 13 Uhr sollte ihn seine Frau abholen. Um 11 Uhr bekam sie den Anruf, sie solle bitte kommen, ihr Mann werde gleich auf die Station verlegt. Diagnose: Darmkrebs!

Die Operation wurde kurzfristig angesetzt und verlief komplikationslos. Die Ärzte bemühten sich in einer langen Operation, den Schließmuskel zu erhalten, und er bekam für sechs Monate einen künstlichen Ausgang. Danach eine neuerliche OP. Auch diese verlief gut. Die Nebenwirkungen der Chemotherapie steckte er weg. Er war bis zu seiner Pensionierung immer ein guter, verlässlicher Beamter gewesen, hatte sich auch körperlich fit gehalten, und das hatte sich nun im Alter nicht geändert.

Als die Bestrahlungstherapie anstand, unterschrieb er den ihm vorgelegten Bogen, nachdem er ihn genau durchgelesen hatte. Es wurden Nebenwirkungen erwähnt, unter anderem eine leichte Rötung der Haut. Pünktlich absolvierte er seine Bestrahlungstermine.

Auch an jenem Vormittag, der gravierende Folgen für ihn haben sollte. Bei der Vorbereitung erzählte ihm die Assistentin beiläufig, er sei heute übrigens der erste Patient nach der Wartung des Strahlengeräts. Der Mann dachte sich nichts dabei. Nach erfolgter Bestrahlung spürte er bereits beim Ankleiden ein Brennen auf seinem Gesäß. Er fuhr nach Hause, und als er auf die Toilette ging, lösten sich die Hautfetzen beim Herunterziehen der Unterhose. Er schrie auf vor Schmerzen, denn er hatte großflächige Verbrennungen. Er konnte in der Folge weder sitzen noch auf dem Rücken liegen; außerdem war er noch von der zweifachen Operation und der folgenden Chemotherapie geschwächt – und nun das!

Seine Frau eilte in die Apotheke und versorgte sich mit den einschlägigen Brandsalben. Der Darmkrebspatient wusste, die nächste Bestrahlung muss ausfallen. Zwischen den unsäglichen Schmerzen, die ihn bei jedem Stuhlgang begleiteten, traten nun auch noch die Folgen der Brandverletzung hinzu und die Angst, dass durch das Auslassen eines Bestrahlungstermins der Krebs weiterwuchern könnte. Seine Frau informierte die diensthabende Ärztin in der Strahlenabteilung und sagte den Folgetermin ab. Die Antwort: »Das kann nicht sein.« Er solle vorbeikommen. Nur wie? Mit dem umgewickelten Baumwollleintuch? Er konnte doch nicht sitzen, also wie soll das gehen? »Wenn er nicht kommt, kann ich auch nicht beurteilen, weshalb es so ist«, beendete die Ärztin das Telefonat. Was tun? Die Ehefrau fotografierte also das knallrote, verbrannte Gesäß ihres Mannes, fuhr umgehend mit den Bildern in die Uniklinik und legte sie der Ärztin vor. Diese schob sie sofort auf die Seite und sagte: »Was soll ich mit den Bildern von einem verbrannten Hintern?«

So kam es, dass sich der geschundene Patient selbst so seine Gedanken machte, was hier eigentlich passiert ist. Er war, das hatte er gehört, der erste Patient nach einer Wartung des Bestrahlungsgeräteherstellers. Die Ärzte, denen er von seiner Vermutung Mitteilung machte, taten es ab. Sie deklarierten die Verbrennung als »Nebenwirkung« und erinnerten ihn überdies daran, er habe ja vorab »unterschrieben«. Misstrauisch geworden, nahm sich der Mann her, was er da eigentlich genau unterschrieben hatte. Tatsächlich werden in dieser Einwilligung mit Vorabunterschrift bei den Nebenwirkungen »Hautrötungen« aufgeführt. Von einem Verbrennungsgrad, dass die Hautfetzen wegfallen und das pure Fleisch offen liegt, stand da nichts. Was bei der Bestrahlung da passierte, sagte sich der Mann, musste wohl mehr sein als eine »Hautrötung«! Im Übrigen war es nicht die erste Bestrahlung, die er erhalten hatte. Aber die erste eben nach der Wartung!

Zu allem Übel erhielt unser Krebspatient zu dieser Zeit auch noch drei falsche Medikamente. Es ist wieder einmal so eine Geschichte, bei der man den Eindruck hat, als verschwöre sich die halbe Welt gegen ein armes Menschlein. Doch der Mann, der mir da seine Erfahrungen mitteilt, ist alles andere als ein wehleidiger Trauerkloß. Mir begegnet ein durch und durch positiv gelagerter Mensch, der mir seine Krankheitsodyssee mit einem lachenden und einem weinenden Auge erzählt: »Täglich verbringe ich viele Stunden in meinem ›Keramikstudio‹, da habe ich genug Zeit, um mir so meine Gedanken zu machen!« Klingt doch gut? Da muss man erst mal dahintersteigen, dass er die Toilette meint. Bedingt durch seine Darmoperation ist dieser stundenlange Aufenthalt notwendig geworden: »Man wird zum Fachmann, liebe

Frau Hartwig! Ich kenne alle Sorten von Toilettenpapier, ihre Griffigkeitsstärke, vor allem ihre Beschaffenheit! Wissen Sie, man kann sich auf die unterschiedlichste Art selbst quälen …«

Korruption: Nach der Devise »Nichts ist so alt wie eine Zeitung von gestern« versickert leider immer wieder nachgewiesene Selbstbedienung innerhalb der Krankenkassen. So wurde bereits am 2. April 2005 öffentlich bekannt, wie sich Kassenchefs bedienen. Interessant sind natürlich dann auch Äußerungen von Politikern. »Da ist offenbar das Augenmaß im Umgang mit Versichertengeldern verlorengegangen«, sagte Ministerin Ursula von der Leyen (CDU), nachdem die Vorstandschefin der AOK Niedersachsen entlassen wurde.

Wir lachten herzlich. Dabei kann wohl kaum ein Außenstehender ermessen, was eine solche Krankheit für den Betroffenen bedeutet. Dieser Mann da, der so fröhlich mit mir im Gespräch ist, hat wochenlange, unsägliche Schmerzen hinter sich, teilweise durch die Operation bedingt, teilweise durch die Nachsorge, dazu dann diese Verbrennungen, die ihm über mehrere Wochen ein Sitzen völlig unmöglich machten. Die Suche nach dem geeigneten Toilettenpapier war natürlich nicht als lustige Einlage im Gespräch gedacht, sondern sollte mir klarmachen, wie viel Kraft ein Mensch braucht, um so eine kuriose Prozedur überhaupt psychisch zu überstehen. »Wissen Sie, das klingt jetzt blöd. Aber meine Frau kauft dreimal im Umkreis ihrer Einkaufsmöglichkeiten sämtliche weichen Kosmetiktücher auf. Durch die Anzahl der

Kartons in meinem Keramikstudio habe ich mal ausgerechnet, dass ich wöchentlich etwa 3000 solcher Tücher benötige!« Durch das Entfernen eines großen Stücks vom Dickdarm bestimmte sein »neuer Stoffwechsel« das tägliche Leben. Er kam kaum noch vor die Tür seines Hauses. Denn besuchte er ein anderes »Keramikstudio«, wurde es peinlich, da er im Schnitt immer ein bis zwei Stunden dort verbringen musste.

Nun ist aber Herr M. jemand, der prinzipiell versucht, an die Ursachen zu gehen. Falsche Schuldzuweisungen sind seine Sache nicht. Mir fiel auf, wie positiv er von den Leuten sprach, die sich für ihn eingesetzt hatten. Jeder bekam sein Lob: die Ärzte, die diese OP mit Bravour erledigten und ihm in stundenlangen Operationen den Schließmuskel erhalten konnten, das Pflegepersonal, das auch in dieser Klinik völlig überlastet seinen Dienst tat. Er vergaß niemanden, absolut niemanden. Alles war gutgegangen – bis auf die Situation in der Strahlenklinik. Da passierte ihm etwas, das ihn mit den Untiefen des Systems vertraut machte. Erst war es nur das blanke Unverständnis: »Das darf doch nicht wahr sein, dass die einem die halbe Haut wegbrennen und dann auf das Kleingedruckte verweisen!«, als wären wir bei dem berühmten Deal: herzlichen Glückwunsch zu Ihrer neuen Waschmaschine.

Er suchte im SGB V (Sozialgesetzbuch) und er wollte Klärung. Immerhin war er der erste Patient, der nach der Wartung des Strahlengeräts behandelt wurde. Vielleicht waren es die schroffen Aussagen der Ärztin, vielleicht sein Gerechtigkeitsgefühl, jedenfalls fand er den Mut zu sagen: »Mit mir nicht, ich will wissen, was mir passierte!« Genau hier liegt der Ansatz einer Veränderung. Der Mann vertiefte sich in die Sachlage und nahm die Haftpflichtversicherung der Ärzte auseinander. »Ich habe das nicht allein für mich getan«, teilte er mir mit, »ich dachte mir: Da haben noch mehr Leute was davon, wenn du jetzt mal an die Basics gehst!« Das ist eine gute Einstellung, denn sie bedeutet Solidarität. Davon lebt unsere Demokratie, dass die Leute nicht nur an sich denken! Immer wieder spreche ich den Punkt in meinen Vorträgen an: einer für den anderen! Der Starke für den Schwachen! Denn auch der Starke wird einmal schwach und braucht die Hilfe derer, die dann stark sind. Den Meistern des schweren Lebens, wie Herr M. für mich einer ist, zolle ich Respekt und Hochachtung.

10.
Abgestellt & abgefertigt

Die feinen Sachen fürs
bessergestellte Publikum

Ärztepräsident Karsten Vilmar hatte die Diskussion mit seinem Unwort vom »sozialverträglichen Frühableben« angestoßen; heute weiß jedermann, dass es in Sachen Gesundheit längst nicht mehr alles für alle gibt, was es (wenn man ehrlich zurückschaut) nie in der Geschichte der Menschheit gab. Aber wir hatten doch ein hohes Niveau der Sozialisierung von Gesundheitsleistungen erreicht.

Nun kehrt sich die Tendenz um. Wie auch in den Einkommensverhältnissen die Mitte wegbricht, die Armen immer ärmer und die Reichen immer reicher werden, so spiegeln sich die neuen Verhältnisse auch im Gesundheitswesen. »Können Sie sich diese Krankheit überhaupt leisten?« – diese Frage dürfte zunehmend modern werden. Ein Großteil der Begleitmusik beim Sozialabbau im Gesundheitswesen will schlicht den Leistungsabbau bei armen, behinderten und alten Menschen übertönen. Mittlerweile spricht der heutige Ärztekammerpräsident Hoppe offen davon, dass Hinz und Kunz sich bestimmte medizinische Leistungen mal besser gleich abschminken sollen; er sagt: »Nicht jeder Krebspatient bekommt heute das sehr teure Krebsmedikament.« Hoppe beklagt weniger diesen Umstand als das Schweigen der Politiker darüber. Man solle das den Leuten bitte sagen.

Okay, ich bin Realistin und stelle mir vor, wie das geht. Ich denke an den Budgetdruck der Krankenhäuser und ich stelle mir vor, was da auf unsere Ärzte zukommt, die sich wohl vermehrt Gedanken darüber machen müssen, ob nun eher Patient A weiterleben und eine individuelle Sonderbehandlung erfahren und Patient B in die Kiste soll, oder ob er es nicht vielleicht genau andersherum machen sollte.

Hoppe: »Im deutschen Gesundheitswesen wird heimlich rationiert …« Aha!

Großzügige Bezahlung von Krankenkassen-Chefs: Die insgesamt höchsten Bezüge erhielt 2008 ein Vorstand, dessen Verantwortungsbereich sich weder auf eine bundesweite Zuständigkeit noch auf einen millionenstarken Versichertenkreis bezieht. Mit rund 272 000 Euro Jahressalär führt der Chef einer Krankenkasse in Schleswig-Holstein die Liste der Vorstandsbezüge an und erhält damit ein höheres Gehalt als die Bundeskanzlerin. Der Hintergrund: Er ist gleichzeitig Vorstandsvorsitzender mehrerer, teils regionaler Kassen.

Schauen wir uns doch ein bisschen in der Holzklasse des deutschen Gesundheitswesens um. Die Holzklasse ist dort, wo die Bunte nie hinkommt. Es ist kein Einzelfall, der sich in Sachsen abspielte. Eineinhalb Wochen vor seinem Tod wurde der 1923 geborene Patient wegen eines Hexenschusses in die Geriatrie eines kirchlichen Krankenhauses in Potsdam eingeliefert. Die Einweisung erfolgte, weil seine Frau, ebenfalls im betagten Alter, ihm weder beim Aufstehen helfen noch ihm die sonst notwendigen Hilfestellungen leisten konnte. Der Patient wurde bei der Einlieferung begleitet von seiner Frau. Und sie beschreibt mir (ich ließ das Band mitlaufen) in lupenreinem Sächsisch den ersten Tag wie folgt:

»Mein Mann wurde wegen der vorhandenen Schmerzen gespritzt; und beim zweiten Besuch am selben Abend stellte ich schon fest, dass seine Wahrnehmungsfähigkeit außer Kraft war. Sie haben ihn schlicht und ergreifend mit der Spritze ruhiggestellt. Am Abend stellte ich fest, dass das am Vormittag gereichte Brot auf seinem Nachttisch am Bett unverändert und unangerührt dastand. Mein Mann war auf die Hilfe des Pflegepersonals angewiesen. Ich ging zum Stationspersonal und erfuhr, dass die ganze Arbeit aufgrund von Pflegepersonalmangel einfach nicht zu bewältigen sei.

Zurück im Zimmer bemerkte ich, wie mein Mann immer unruhiger wurde und zitterte. Mehrfach habe ich nach dem medizinischen Personal gerufen, bis nach langer Zeit irgendwann jemand kam und meinem Mann kommentarlos eine Spritze verabreichte. Ich empfand das alles als ganz furchtbar. Die Behandlung war schlimmer als bei Tieren. Einfach Decke weg, umdrehen, Spritze rein, raus, Decke drüber und weg.

Er hielt sich ca. eine Woche auf dieser Station auf. Bei einem dieser Besuche fand ich meinen Mann auf dem Flur der Station im totalen Durchzug sitzend vor. Keine 24 Stunden später hatte er hohes Fieber, und es wurde eine Lungenentzündung diagnostiziert.

Schon nach der ersten Woche stellte ich bei meinem Mann mehrere durchgelegene Stellen in schwerer Form fest. Und genau wie beim Essen wurde mein Mann, der auf Hilfe angewiesen war, in der ganzen Zeit nie ausreichend mit Getränken versorgt. Ich wunderte mich nämlich, dass er nie zur Toilette musste, und kochte ihm zu Hause deshalb Blasen- und Nierentee, den ich mit auf die Station nahm und ihm entsprechend verabreichte. Schon am ersten Tag konnte er nach mehreren Tassen Tee, die ich ihm einflößte, wieder Wasser lassen. Die von mir verlangte Urinuntersuchung brachte dann ein akutes Nierenproblem zutage. Dann wurde er verlegt in ein anderes Krankenhaus mit dem Ziel der Dialyse. Ich betone noch einmal: Mein Mann wurde wegen eines Hexenschusses (!) eingeliefert. Diese Dialyse wurde dann zum 1.9.2009 angesetzt. Am Abend des gleichen Tages verstarb mein Mann. Erst nach ungefähr sechs Wochen und nach massiver Intervention bei der Geschäftsleitung dieses Krankenhauses erfuhr ich als hinterbliebene Ehefrau die Ursache des Todes meines Mannes – Nierenversagen.

Bei meinen zahlreichen Anrufen beim ärztlichen Direktor hing ich lange in der Warteschleife, wurde aber nie durchgestellt. Hätte ich alles das kommen sehen, hätte ich lieber meine Nachbarn um Hilfe gefragt, anstatt zuzulassen, ihn ins Krankenhaus zu bringen. Heute mache ich mir schwere Vorwürfe und habe jetzt schon Angst vor einem solchen unwürdigen Sterben.«

Das ist die bittere Realität: Menschen, die nur noch Kostenfaktor sind, werden teilweise menschenunwürdig abgefertigt, werden hungrig und durstig in einer Ecke stehen gelassen, werden angeschnallt, wenn sie aufmucken, und mit Spritzen still gemacht, wenn sie sich beklagen. Und wenn sie tot sind, bekommen die Angehörigen noch nicht einmal eine gescheite Antwort auf die Frage, woran der ihnen liebe Mensch gestorben ist.

Der Pfleger einer Klinik formuliert den täglichen Druck auf der Station so: »Als Mitarbeiter in einem Krankenhaus muss ich sagen, die Situation wird immer und immer schlimmer. Von der Pflegedienstleitung haben wir die Anweisung bekommen, uns unsere personelle Situation nicht anmerken zu lassen. Wenn wir eine Überlastungsanzeige wegen Überarbeitung machen wollen, werden wir von unserer Leitung abgehalten. Die Drohungen aus der Verwaltung erledigen den Rest, und wir schweigen. Die Reduzierung der Stellen auf ca. ein Drittel wie vor einem Jahr lässt uns vor Existenzangst verstummen. Im Nachtdienst bin ich für 35 oft schwerstkranke Patienten und Patientinnen zuständig. Ich kann die Arbeit nicht schaffen und schon gar nicht kann ich diesen Patienten gerecht werden. Alles, was der Tagdienst nicht schafft, muss der Nachtdienst erledigen. In einem Personalmeeting wurde uns vonseiten der Verwaltung gesagt: ›Wem er nicht passt, der kann ja gehen, es gibt genug Arbeitslose, die auf Einstellung warten!‹«

11.
Inhumane Einsparungen II

Der Mann ohne Ohren

Nach nunmehr über 50 Jahren hat er sich daran gewöhnt, dass er »der Mann ohne Ohren« ist. Geboren wurde er als ein durch das Präparat Contergan geschädigtes Kind. Über 50 Jahre musste der Mann mit Behinderungen leben, bei denen die nicht vorhandenen Ohren nur ein Teil seiner Probleme darstellten. Verursacher all seiner Leiden war das Pharmaunternehmen Grünenthal und die Tablette, die Zigtausenden von Menschen einen Strich durch die Rechnung eines normalen Lebens machte.

Man muss nur einmal mit einem dieser in die Jahre gekommenen »Contergankinder« sprechen, um zu erfahren, wie schwierig ihre gesundheitliche Versorgungslage gerade in den letzten Jahren geworden ist. In einem Alter um die fünfzig ist es normal, dass eine Sehhilfe, sprich Brille, notwendig wird. Aber für den Mann ohne Ohren wurde sein Ansinnen zu einem kleinen Horrortrip. Betrachten wir uns einmal seinen Kampf mit der Krankenkasse! Der Augenarzt stellte die Sehschwäche und Dioptrienzahl fest. Und er verschrieb ihm – ohne auch nur eine Sekunde lang zu überlegen – Kontaktlinsen! Angesichts der angeborenen Behinderung des Mannes kommt kein normal denkender Mensch auf die Idee, dass irgendjemand an dieser Verordnung des Arztes Anstoß nehmen könnte. Doch bei den Feinheiten deutschen Verordnungswesens sollte man besser das Denken erst einmal abstellen. Richtig ist: Wir alle kommen auf die Welt und haben Ohren, sofern man eine Standardausführung Mensch ist. Heißt in der Logik der Krankenkasse: Der Contergan-Geschädigte ist nicht Standard; folglich ist er in der Hilfsmittel-Richtlinie unter der Rubrik »Sehhilfen« nicht als berechtigter Leistungsempfänger gelistet. Die Kontaktlinsen lehnt die Kasse ab. Genehmigt wird hingegen eine Brillenkonstruktion mit Gummiband, vergleichbar einer Taucherbrille. Was man eben als Nichtstandardisierter so braucht. Brille ohne Gummiband geht nicht – mangels Ohren. Kontaktlinsen stehen nicht in Verordnung. Also Gummibrille oder gar nichts.

Ein ehemaliger Krankenkassenchef ist 2010 wegen Untreue und Bestechlichkeit zu drei Jahren Haft verurteilt worden. Der Ex-Vorstandsvorsitzende einer BKK soll fünf Jahre Leistungen für seine Familie und den Verwaltungsratsvorsitzenden der Kasse erstattet haben. Dabei ging es um mehr als eine halbe Million Euro.

Dieser Fall von dreister Arroganz, Dummheit, Indolenz und Machtgehabe ließ meinen Adrenalinspiegel innerhalb von Sekunden in die Höhe schnellen! Wie ein Kurzfilm raste an mir die öffentliche Diskussion um die Contergan-Geschädigten und ihr Kampf um ein paar Euro Schadensersatz durch den Kopf. Mir fiel der Film »Contergan« ein, der hervorragend das Problemfeld in der breiten Öffentlichkeit thematisierte. Aber mir fiel auch ein, dass die Täter nie verurteilt wurden. Hochkarätige Anwälte verschleppten die juristische Auseinandersetzung, damit durch eine Mischung von Verjährung und natürlichem Ableben der Betroffenen nur noch ein Vergleich übrig blieb.

Immerhin leben in Baden-Württemberg noch 2800 durch Contergan geschädigte Menschen. Sie kämpfen täglich mit den Folgeschäden dieses Pharmaskandals, um nur einige zu nennen: psychische Probleme, Gelenkprobleme, Haltungsschäden wegen zu kleiner oder nicht vorhandener Gliedmaßen. Seit mehr als 50 Jahren werden diese Menschen Tag für Tag jeden Tag aufs Neue mit der schmerzlichen Tatsache konfrontiert: »Ich bin nicht wie die da. Ich bin behindert und muss schauen, wie ich damit zurechtkomme!« Ein Leben lang müssen sie die Blicke der Mitbürger ertragen, die nicht immer freundlich sind. Manche fühlen sich durch die Gegenwart eines behinderten Menschen gestört. Es gibt Klagen von Urlaubern, denen die Lebensqualität abging, weil ein »Contergankind« den gleichen Pool benutzen wollte wie sie. Auf genau dieser Linie der hartnäckigen Fühllosigkeit liegt die Entscheidung der Krankenkasse, diesem Contergan-Geschädigten Kontaktlinsen zu verweigern. Nun hatte der Wahnsinn im vorliegenden Fall auch noch Methode: Die behördlich verpasste, superschicke Taucherbrille, im Kassenjargon Sehbrille, brachte ein neues Problem mit sich. Das Gummiband löste eine Unverträglichkeit aus, und rund um den Kopf verlor das Contergan-Opfer nun aufgrund der Allergie auch noch die Haare.

In solchen Fällen fällt mir unser Grundgesetz und der Artikel 1 ein: Die Würde des Menschen ist unantastbar.

Im gleichen Atemzug schäme ich mich für diese Gesellschaft. Ändern wird sich nichts, solange wir nicht für die Betroffenen aufstehen. Im Schulterschluss müssen wir denen die Stirn zeigen, die solche Entscheidungen treffen. Für diejenigen, die es ruhiger wollen, reicht vielleicht ja schlicht und ergreifend ein Kassenwechsel, aber bitte mit so viel Zivilcourage, dass bei der Kündigung die Begründung – unmenschliches Verhalten gegenüber einem Contergan-Opfer – ganz fett gedruckt geschrieben steht!

12.
Inhumane Einsparungen III
Mama geht zu den Engeln ...

Zwei Frauen kommen aus einem alten Patrizierhaus und gehen langsam die Straße entlang. Der Himmel ist von der untergehenden Sonne rot gefärbt. Die Jüngere der beiden hakt sich unter und zeigt zum Himmel: »Schau mal, oben backen die Engel bereits Kuchen für meinen Empfang.«

Die beiden Frauen kommen von einem der seit drei Monaten laufenden Gespräche bei einer Schweizer Sterbehilfefirma.

Wer die beiden Frauen des Weges gehen sieht, denkt, sie unterhalten sich über etwas Alltägliches, Banales. Doch es geht um den Tod. Einen Tod, den man selbst herbeiführen könnte. Genau gesagt um das Sterben der 39-jährigen Sandra. Fast elf Monate lag sie im Krankenhaus, 40 Mal auf dem Operationstisch. Die Ärzte entfernten ihr immer mehrere Abszesse auf einmal. Inzwischen schlagen Antibiotika und Schmerzmittel bei ihr nicht mehr an. Es fehlen ihr aufgrund der ständigen Eingriffe regelrecht ganze Körperstücke. In einem Zustand purer Verzweiflung besucht sie ihre Tante in der Schweiz, die ihr nach längeren Gesprächen den Kontakt zu einer der zwei Sterbehilfefirmen vermittelt. So eine Entscheidung trifft man ja nicht aus heiterem Himmel. Zumal in

Deutschland ein Ehemann mit zwei Kindern auf ihre Rückkehr wartet.

Bis zu diesem Abend mit dem rot gefärbten Himmel wusste niemand, welchen Hintergrund die Besuche bei der Tante in der Schweiz hatten. Es geht bei diesem Spaziergang um die konkrete Frage, wo der tödliche Medikamentenmix, den die Firma besorgen würde, eingenommen werden soll. Weihnachten, so sagt Sandra, will sie noch bei der Familie verbringen. Das macht die Erklärung gegenüber den Kindern, »Mama geht zu den Engeln und passt von dort oben auf euch auf«, glaubhafter.

Die Kliniken und die Ärzte, die sie bisher behandelt haben, zeigen sich ratlos, wissen nicht mehr weiter. Sandra hat alles probiert: Sport, Ernährungsumstellung, extremes Fasten. Einmal glaubte sie, sie bilde sich diese Krankheit nur ein. Sie arbeitete im medizinischen Bereich und hat keine Mühe, sich zu informieren. Sie begann im Internet zu recherchieren und entdeckte Krankheitsbilder, die ihren Zuständen ähnlich waren. So stieß sie bei den Recherchen auf eine Behandlungsmethode, von der ihr mehrere Ärzte bestätigten, dass bei 75 Prozent aller Patienten eine wesentliche Besserung und sogar Heilung eingetreten sei. Doch die Krankenkasse teilte ihr mit, die Voruntersuchungen für die Behandlungsmethode und die Medikamente seien zu teuer. Man wäre zwar bereit, die eigentliche Therapie zu bezahlen, weil es aussichtsreich erscheine, dass sie eine Besserung bringt, aber für die nötigen Voruntersuchungen könne man nicht aufkommen. Mit bitterem Unterton erzählt Sandra vom Hickhack in diesen Tagen, dem Feilschen um eine konkrete Hoffnung. Nein, ließ sie die Kasse wissen, man werde auch nicht für die Verlegung in diese

Klinik, die auf dieses Krankheitsbild spezialisiert ist, aufkommen. Ihr Hausarzt stand ihr bei, kämpfte wie ein Löwe für sie. »Sandra, wir müssen nach jedem Strohhalm greifen, den es in Ihrer Situation noch gibt.«

Immer häufiger wurde Sandra operiert. Bald reichte bei einer Operation die normale Dosis Narkosemittel nicht mehr aus. Das führte dazu, dass sie nach jeder OP auf die Intensivstation kam, weil ihre Lunge versagte. Die ganze Situation steigerte sich, weil sie teilweise jeden dritten Tag operiert wurde und dadurch körperlich massiv abbaute. Eines Morgens erlitt Sandra einen anaphylaktischen Schock, eine extrem starke allergische Reaktion, die zum kompletten Versagen des Herz-Kreislauf-Systems führen kann. Es stellte sich heraus, dass sie auf ein verabreichtes Medikament und dessen Wirkstoff überreagiert. In dieser ausweglos erscheinenden Situation entschied sie sich für die Sterbeklinik in der Schweiz.

»Keiner konnte mir sagen, ob mir noch zu helfen ist«, bekennt Sandra. »Mein größtes Problem mit meiner Erkrankung war, dass mich viele Kliniken einfach abwiesen.« Sandra hat mir einen ganzen Packen mit Unterlagen mitgebracht. Gemeinsam gehen wir sie durch. In den Briefen tauchen immer wieder Worte wie »bedauerlicherweise« oder »leider« auf. Manchmal liegen noch die hastig aufgerissenen Umschläge bei den Unterlagen dabei. Ein Brief von der Klinik! Neue Hoffnung? Schnell lesen! Wieder einen Absage! Es muss der Horror für sie gewesen sein. Sandras Erzählungen bringen immer neue Verletzungen zutage. Ein Arzt, der seine Hilflosigkeit mit Zynismus kaschierte fragte sie nach dem 35. chirurgischen Eingriff, ob ihr die Operationen langsam Spaß bereiten würden. War sie eine Weile irgendwo in Behandlung, ließ man sie spüren: »Schon wieder die. Geh woandershin, du bist hier nicht erwünscht!« So empfand Sandra es zumindest. »Meine Verzweiflung«, sagt sie, »wurde von Eingriff zu Eingriff größer.« Sie fühlte sich bald nur noch als Belastung für ihr komplettes Umfeld, auch die Familie. Sie sank in tiefe Depression. Antidepressiva wurden ihr verabreicht. Rosa Pillen gegen eine nachtschwarze Wirklichkeit. Das Karussell drehte sich weiter.

So baute sich das auf, bis zu diesem Punkt, an dem sie eines Tages glaubte, allen einen großen Gefallen zu tun, wenn sie sich von dieser Welt verabschiedet: »Ich klammerte mich an den Gedanken: Wenn sie mich beerdigen, dann freuen sich alle!« Und genau das wünschte sie sich: Keine »Belastung« mehr zu sein, mit dem endgültigen Abgang ihrem Umfeld einen Gefallen zu tun. Der schwarze Gedanke nahm sie gefangen und gab ihr eine perverse Art von neuer Kraft. So entstand der Kontakt zum Schweizer Sterbeunternehmen.

Die ganze Aktion scheiterte (aus meiner Sicht: Gott sei Dank) jedoch daran, dass das Sterbeunternehmen die Abtretung ihrer Lebensversicherung verlangt. Sandra konnte das geforderte Bargeld für die »Dienstleistung« nicht aufbringen. »Dann hätte sich ja mein Wunsch für meine Familie nicht erfüllt«, hängt Sandra merkwürdig krausen Überlegungen nach. »Welchen Wunsch?«, möchte ich wissen. »Ja, dass sie sich freuen, endlich ohne diese kranke Mutter weiterleben zu können!« – »Ich verstehe nicht!« – »Ja, dann hätten sie doch gesagt, dass ich mir meinen Wunsch auf Kosten meiner Hinterbliebenen erfülle.«

Zeichnet man Sandras Leidensweg nach, sieht es fast so aus, als habe sich tatsächlich die komplette Welt gegen sie verschworen. Mit besonderem Interesse verfolge ich den Schriftwechsel mit der Krankenkasse. Der glänzt nicht gerade durch Einfühlsamkeit, wird harscher, unwilliger, förmlicher, amtlicher, je länger der Fall sich als scheinbar unlösbar darstellt – und aus Sicht der Kasse nur noch Kosten produziert. Durch die Zeilen spürt man, was letztendlich Linie der Kasse ist: *kostengünstig abwickeln!* Ab einem bestimmten Punkt gibt es kein Abwägen mehr, keine partnerschaftliche Suche nach dem besten Weg. Ihre Kasse schreibt ihr ganz genau die Behandlung vor. Das machen Sie … und damit basta! Die freie Arztwahl ist für Sandra vorbei. Sogar das Krankenhaus kann sie nicht mehr wechseln.

Ein Gespräch mit ihrem Chef – Sandra arbeitete bis zu ihrer Erkrankung in einer Arztpraxis – verdeutlicht den ganzen Wahnsinn dieses Gesundheitssystems. »Akne inversa«, sagt der Arzt, »das ist so eine Sache. Man kennt das nicht, man weiß nichts dazu, man forscht nicht darüber. Hätten das ein paar mehr Leute, es gäbe schon längst ein Präparat dagegen. Geforscht wird nur dort, wo es auch lukrativ ist für die Unternehmen, das ist doch logisch, oder?« – »Die ideale Krankheit aus Sicht der Pharmaindustrie ist also eine, die möglichst jedermann hat, die man zwar lindern, aber nicht heilen kann?« – »Sie haben es auf den Punkt gebracht. Solche Krankheiten sind ideal. Krebs zum Beispiel. Extrem teure Linderungen – das ist das Forschungsideal! Machen wir uns doch nichts vor!« Sandras Odyssee hat also ein ziemlich absurdes Umfeld. Da Sandras Krankheit weltweit bei viel zu wenigen Menschen auftritt, werden weder ihre Ursachen erforscht noch wirksame Therapien entwickelt. Sie ist wirtschaftlich uninteressant. Punkt. Sandra hat wie Manuela Akne inversa. Seit 1836 ist die Krankheit bekannt und beschrieben. Für dieses Leiden existiert dennoch nicht einmal eine eigene Codenummer des internationalen Verzeichnisses aller Krankheiten, kurz ICD-10 genannt.

Versteckte Extrahonorare für AOK-Vorstände. Mehrere AOK-Vorstände kassierten nach Angaben des Hamburger Magazins Stern Nr. 36/2008 versteckte fünfstellige Sonderhonorare für die Beaufsichtigung kriselnder AOK-Landeskassen. Allein der AOK-Chef von Bayern, Helmut Platzer, erhalte pro Jahr ca. 30 000 Euro als Aufseher der zuschussbedürftigen Ortskrankenkasse in Rheinland-Pfalz und im Saarland. Bevor die AOK Rheinland-Pfalz ihrerseits im Jahr 2007 ins Minus rutschte, war der dortige Vorstandschef Bockemühl (Jahresgehalt 2007: 165 343 Euro) nach Angaben des Stern selbst »Pate« für die AOK an der Saar. Allein für das Jahr 2005 seien insgesamt 185 000 Euro für Patenhonorare vorgesehen gewesen. Die AOK und ihre Vorstände hätten diese Summen bisher nicht veröffentlicht, obwohl die Vorstände der gesetzlichen Krankenkassen laut einem Prüfbericht des Bundesrechnungshofs gehalten seien, alljährlich »alle Vergütungsbestandteile wertmäßig« öffentlich anzugeben.

Vier Jahre sind seit dem Ausbruch der Krankheit vergangen. Seit nunmehr sieben Wochen liegt Sandra in einer Klinik in Nordrhein-Westfalen. Ihr Mann hat niemand gefunden, der sich um die Kinder kümmert. Das Jugendamt hat sie inzwischen in einem Heim untergebracht. Die Tochter, kurz vor der Pubertät, besucht die Mutter nicht mehr. Der Sohn (12) kommt mit dem Fahrrad und gibt ihr wenigstens zu verstehen, dass er will, dass sie gesund wird. Sie fehlt ihm, er braucht sie. Sandra wäre gerne zu Hause. Aber die Krankenkasse zwingt sie zu diesen immer wiederkehrenden Krankenhausaufenthalten, die nichts bringen. Der medizinische Dienst der Kasse akzeptiert nicht, dass ein häuslicher Pflegedienst eingeschaltet wird, um der Mutter zu helfen. Die notwendige, teilweise großflächige Versorgung der Abszesse kann Sandra alleine nicht bewältigen. Dadurch verschlechtert sich ihr Gesundheitszustand; sie infiziert sich von neuem und schwächt von Mal zu Mal ihr Immunsystem. In vielen nächtlichen Telefonaten mit Sandra erfahre ich, welch ein tiefer Graben zwischen Theorie und Praxis liegt. Wir sind längst die eiskalte Gesellschaft geworden, die wir nicht sein wollen. Wir sind eine Gesellschaft, in der Schwäche mit sozialer Ausgrenzung bestraft wird. An Manuela und Sandra wird ersichtlich, wohin sich unser Gesundheitssystem entwickelt. Die Betroffenen werden doppelt bestraft. Einmal durch die Krankheit und ein zweites Mal durch den Umgang des Gesundheitssystems mit ihr.

Auch Manuelas Hausärztin droht aufgrund der Budgetüberschreitungen ein Regress – die Krankenkasse fordert Geld zurück, weil sie ihr zu viele Hilfsmittel, sprich Verbandmaterial, verordnet hat. Mir wird schlecht. Da pumpen also die Kassenversicherten eines der reichsten Länder der Erde jährlich ca. 180 Milliarden Euro in ein System, das so verkantet aufgebaut ist, dass einem armen Menschen das nötige Verbandmaterial verweigert wird. Sollte uns das nicht zum Nachdenken bringen!?

Im Moment, in dem ich diese Zeilen schreibe, wartet Sandra auf ihre nächste Operation. Ihr Immunsystem ist völlig zusammengebrochen, die Lungen versagen. Noch vor ein paar Tagen brachen die Ärzte einen neuerlichen Eingriff ab. Herzrhythmusstörungen und Fieberschübe bis 41 Grad stoppten die Chirurgen. Sandra hat die Hälfte ihres Gewichts verloren und bekommt gegen die Schmerzen bereits Morphium. Die Lymphknoten sind alle entfernt worden. Dabei wurden die Lymphbahnen durchtrennt. Für die notwendige Lymphdrainage müsste sie außerhalb des Krankenhauses um Geld betteln. Erst heute, wir schreiben den 23. Mai 2010, sagt sie mir am Telefon: »Die Option in der Schweiz ist ja noch offen!« Manuela, die tapfer und kraftvoll die gleiche Krankheit meistert, versucht Sandra in den vielen Telefonaten, die sie aufgrund der Entfernung von BW und NRW führen müssen, ein Stück Hoffnung und Lebensmut zu geben. Der Ausgang ihrer Mühe ist ungewiss. Sandra redet viel zu viel und viel zu oft von den Kuchen backenden Engeln, die auf sie warten.

Gesamtgesellschaftlich gehen meine Befürchtungen in eine bestimmte, präzise Richtung. Was ist, wenn die Entscheidungen nur noch nach kostentechnischen Kriterien getroffen werden? Bekommen dann die Sandras und Manuelas dieser Welt möglicherweise eine Beihilfe für die Schweizer Lösung überwiesen? Lassen Sie uns gemeinsam dagegen antreten, dass wir das nie erleben.

13.
Verzweifelte Ärzte

Der Aussteiger

Wo wir schon beim Thema Freitod sind und dem strukturellen Wahnsinn unseres Gesundheitssystems: Nicht nur Patienten nehmen sich das Leben, weil sie aus dem Raster der herrschenden Doktrin herausfallen. Auch Ärzte werden in die Verzweiflung getrieben, eine Verzweiflung, in der sie meinen, zu einem letzten Mittel greifen zu müssen. In Nordrhein-Westfalen nahm sich 2009 ein Arzt das Leben. Eine Regressforderung, die in die Hunderttausende ging, war dem Freitod vorausgegangen. Ein Kollege schrieb darauf an die Politiker: »Herr Dr. Quathammer ist Opfer dieser verlogenen Gesundheitspolitik geworden. Verantwortlich für seinen Tod sind Politiker, die diesen Regressterror eingeführt haben bzw. ihn nicht abstellen. Die Mitarbeiter der Kassenärztlichen Vereinigungen, der Prüfgremien bzw. der Krankenkassen sind überbezahlte Vollstrecker dieser Politik, die diesen Terror unbarmherzig durchziehen. Wir Ärzte haben einen sehr belastenden Beruf; wir haben jeden Tag mit Krankheit und Leid zu tun und oft mit Tod und Trauer. Man sollte erwarten, dass die Politik uns den Rücken freihält. Genau das Gegenteil tut sie. Sie bricht uns das Rückgrat! Was dieser Wahnsinn für die Patienten bedeutet, wissen die Kranken, die Behinderten und deren Verwandte. Schwerbehinderte Kinder im Wachkoma werden nicht behandelt, es werden Kranke weggeschickt, weil Ärzte Angst vor Regressen und Angst vor der existenziellen Vernichtung haben – wie sie Dr. Quathammer erlebte. Mit freundlichen Grüßen ...«

Verantwortung für das Gesundheitswesen ist eine elementare Aufgabe des Staates, die er nicht aus der Hand zu geben hat. Nur wer die Fakten kennt, kann die Hintergründe der verschiedenen Auseinandersetzungen zwischen Ärzteverbänden, Krankenkassen sowie der Politik nachvollziehen und sich als informierter Patient positionieren. Vor den Wahlen werden Versprechen gemacht; hinterher heißt es: »Die Entscheidungen sind alle Bundessache!« Nur ein Beispiel: Das Wettbewerbsstärkungsgesetz: Drucksache 75/07, 02.02.2007: Gesetz zur Stärkung des Wettbewerbs in der gesetzlichen Krankenversicherung (DKV-Wettbewerbsstärkungsgesetz) wurde aufgrund der Beschlussempfehlung und des Berichte des Gesundheitsausschusses, Drucksache 16/4200 und 16/4247, von den Fraktionen CDU/CSU und SPD eingebracht! Es ist für mich nichts anderes als die Umschreibung zum Ausverkauf unseres Gesundheitswesens. Genau wie das Gesundheitsmodernisierungsgesetz nichts anders als eine Geldschaufelmaschine für börsennotierte Investoren, für die Pharmaindustrie und für IT- und Beratungsunternehmen ist!

Bis ich näher in die Schlangengrube des deutschen Gesundheitswesens blickte, hatte ich als Nichtmedizinerin und aus Überzeugung freiwillig versicherte Kassenpatientin eine klare Vorstellung vom Arztberuf. Im Traum wäre es mir nicht eingefallen, dass unser Solidarsystem mit ihrem (gewissermaßen »heiligen«) Herzstück, der vertrauensvollen Arzt-Patienten-Beziehung, einmal zur Disposition stehen würde. Ich war zutiefst davon überzeugt, dass ein Arzt das Krankheitsgeschehen aus der Sicht des Leidenden, also aus der Sicht von uns Patienten, begleitet und dass wir diesem unserem Arzt unsere Gesundheitsprobleme vorbehaltlos anvertrauen können. Sag deinem Arzt, woran du leidest, dann ist alles in guten Händen, dachte ich. Er wird alles so für dich tun, als ginge es um sein eigenes Leben oder das Leben seiner nächsten Verwandten. Kurz gesagt: Ich lebte im naiven Vertrauen, Ärzte hätten ein hohes humanitäres Ideal und das deutsche Gesundheitssystem würde alles tun, um dieses hippokratische Ideal zu fördern und zu ermöglichen. Was der Psychiater und Philosoph Karl Jaspers sagt: »*Dabei bleibt das Gespräch zwischen Arzt und Patient das Wesentliche*« – das war für mich nicht nur bindend, sondern ich hatte dies auch immer so erlebt. Doch das ist im vorgesehenen neuen Gesundheitssystem, von dem wir erst die Eisbergspitze sehen, Makulatur. Es kommt ein big business, in dem für die Ärzte ein sehr präzises Rollenverhalten schon geschrieben ist. Sie sind vorgesehen als abhängige Kundenbetreuer. »Gespräche«, Herr Jaspers, sofern sie keine Verkaufsgespräche sind, sind in diesem System verdächtig. Die Ärzte sind beim Umbau des Gesundheitssystems nicht gefragt. Zynisch gesprochen, sind es aus Sicht der Umbaustrategen ja nur knapp hunderttausend Leute. Das Einzige, was die Planer noch stoppen kann, sind wir Patienten. Wir sind *alle*. Doch wir sind in den Augen jener, die das ganz große Geschäft wittern, dumm. Uns kann man erzählen, alles sei so wahnsinnig komplex und teuer, und es gäbe keine Alternative zu dem, was uns als Schicksal ereilt: der Privatisierung und Kapitalisierung unseres Gesundheitswesens. Ich kann den Bürgern und Bürgerinnen nur sagen: Lassen Sie sich nie wieder mit der Killerphrase »Es gibt keine Alternative« abspeisen. Nehmen Sie Ihre Erfahrungen ernst! Bleiben Sie bei Ihren ganz einfachen Wünschen! Die Sichtweise von uns Patienten ist entscheidend.

Was erwarten wir von unserem Arzt? Nach all den Gesprächen, die ich führte, Gesprächen mit Kranken und Gesunden, möchte ich es auf den einen Nenner bringen: Der Patient erwartet von seinem Arzt medizinische Kompetenz und menschliche Nähe. Das wollen wir. Darauf haben wir ein verdammtes Recht. Nehmen Sie es daher nicht hin, dass medizinische Behandlung hauptsächlich von Ökonomen bestimmt wird. Erlauben Sie den lobbygesteuerten Strategen nicht, dass die Worte Gewinn und Verlust die Worte Mensch und Medizin ablösen. Zuerst erleben die unmittelbar Betroffenen – die Kranken, die Behinderten, die Alten –, was geschieht. Aber es wird uns alle, die breite Öffentlichkeit, ereilen. Irgendwann werden auch Sie und ich am eigenen Leib erfahren, was die schleichende Umdefinition der Begriffe bedeutet. Längst hat sich die Sprache im Gesundheitswesen geändert. Aus Fürsorge und Zuwendung wurde Zeitoptimierung. Nächstenliebe ist längst gestrichen. Heilung wird abgelöst von Effizienz und Profitsteigerung, der Mensch vom Humanprodukt. Die da an den Schreibtischen sitzen, ihre Bilanzen anschauen und ihre ökonomischen Berechnungen anstellen, schon gar die Unternehmensberater, die für ihren Umbau im Gesundheitswesen Millionen unserer Beitragsgelder kassieren, sie haben den leidenden Menschen längst nicht mehr im Blick. Der

Gesundheitsmarkt hat sich fokussiert: Der Patient als Melkkuh in Diensten der Gewinnoptimierung.

Ärzte, die dieses Spiel durchschaut haben und aktiven Widerstand leisten, indem sie beispielsweise das verordnen, was der konkrete leidende Mensch, der da in seiner Not vor ihnen sitzt, braucht, werden in den finanziellen Ruin getrieben. Sie können aus einer Struktur, deren horrenden Irrsinn sie durchschaut haben, nicht aussteigen. Es sei denn auf die Art von Dr. Quathammer. Der Mann ist ein Menetekel, das auch uns Patienten zum entschiedenen, entschlossenen Widerstand herausfordert.

14.
Uninteressante Krankheiten

Ein Fall von Schwindeln

Eines Morgens ist er da, der Schwindel. Zuerst bemerkt Frau R. nur dieses Gefühl, nicht mehr sicher auf den Beinen zu stehen. Mit knapp 70 kann es einem schon einmal schwindelig werden. Der Kreislauf, was sonst!

Doch nach ein paar Tagen wird es unangenehm. Das permanente Schwindelgefühl macht die Frau in ihrem alltäglichen Tun unsicher. Ein Besuch beim Hausarzt steht an. Kreislauftechnisch ist alles okay. Frau R. hat keine Schmerzen, es ist ihr »nur« schwindelig. Nachdem es einfach nicht besser wird, erhält sie einen Überweisungsschein zum neurologischen Facharzt. Sie wartet auf den angegebenen Termin. Der Neurologe verweist sie nach der Untersuchung weiter an den Radiologen. Grund: Er attestiert einen »abklärungsbedürftigen Befund«.

Die Neurochirurgin erklärt der Patientin: »Frau R., das könnte ein Wasserkopf sein!« Wasserkopf? Das ist die vorläufige Diagnose vom 3. November 2009. Zwei Krankenhäuser, in die sie aufgenommen werden soll, stehen zur Debatte. Frau R. entscheidet sich für das nächstgelegene zu ihrem Wohnort. Die Neurochirurgin verabschiedet sich mit den Worten: »Das Krankenhaus wird Ihnen den Termin benennen!« Es ist Dezember, doch die Klinik meldet sich nicht.

Der Schwindel begleitet Frau R. wie ein Schatten, von morgens bis abends, auch beim Aufwachen in der Nacht. Den auffälligen Befund will sie nun aber nicht unbedingt gerade über die Weihnachtsfeiertage abklären lassen. Nach nunmehr zwei Monaten Warten macht sie sich auf den Weg und setzt sich ins Wartezimmer des Neurologen, der sie zur Neurochirurgin überwiesen hat. »Wie bitte, das Krankenhaus hat sich nicht gemeldet?« Der Arzt verlässt das Sprechzimmer und kommt nach kurzer Zeit zurück, schüttelt den Kopf: »Die wissen von nichts, das ist irgendwie untergegangen.« Er startet einen neuen Anlauf für einen Termin. Frau R. geht mit ihrem ständigen Begleiter, dem Dauerschwindel, nach Hause.

Am Freitag, 12. März 2010, also vier Monate nach dem Erstbefund, bekommt Frau R. endlich Bescheid. Eine Punktion, bei der Nervenwasser entzogen wird, soll Klärung bringen. Nachdem die Aufnahmeformalitäten erledigt sind, erscheinen am Nachmittag ein Arzt und ein Pfleger, um die Punktion vorzunehmen. »Mit einer minimalen örtlichen Betäubung gingen sie ans Werk, die Schmerzen waren dementsprechend höllisch. Der Arzt musste den Vorgang abbrechen, weil er auf einen Widerstand gestoßen ist«, schildert Frau R. ihr Erlebnis.

Am nächsten Tag wird sie geröntgt, um eine »günstigere« Stelle zu finden, erklären ihr die Ärzte. Am nächsten Tag findet der zweite Punktionsversuch statt. Diesmal gelingt es, eine Kanüle zu legen. Zwei Tage lang wird Nervenwasser entnommen. Am Sonntagmorgen, 14. März 2010, erscheint morgens der Pfleger. Frau R. teilt ihm mit, dass sie nichts mehr hört. Selbst wenn jemand neben ihr stünde, käme seine Stimme von ganz,

ganz weit weg. In dem Moment taucht der Arzt auf. Seine Diagnose lautet: Das ist ein Unterdruck, der wird sich wieder normalisieren. Der Pfleger erhält die Anweisung, die Punktion sofort zu beenden. Frau R. erfährt nichts von dieser Maßnahme. Dass sie flach im Bett liegen bleiben soll, sagt ihr auch niemand. Sie steht zum Frühstücken auf, begibt sich auf die Toilette und begleitet am Nachmittag ihren Mann zum Abschied auf den Gang.

Am Montag, 15. März erscheint am Vormittag der Pfleger und sagt zu Frau R.: »Sie können heimgehen!« Die Kassenpatientin R. bekommt den behandelnden Arzt weder zu sehen, noch bekommt sie eine Information, was die Untersuchung ihres Nervenwassers ergeben hat. Frau R. lässt sich von ihrem Mann abholen. Schon auf dem Heimweg stellen sich furchtbare Kopfschmerzen ein. Zu Hause angekommen, muss sie sich mehrfach übergeben. Der Zustand verschlechtert sich rapide. Sie informiert ihren Hausarzt. Dieser klärt Frau R. auf, dass dies die Folgen des Unterdrucks seien. Sie hätte nach der Punktion 24 Stunden flach liegen müssen. »Woher sollte ich das denn wissen, wenn es mir keiner sagt?« Der Hausarzt zuckt mit den Schultern.

Wollte man böse sein, könnte man sagen: Gewinn bringt ein »Humanprodukt« (bislang Mensch genannt) der Klinik nur, wenn an ihm dauernd Behandlungen vorgenommen werden, wenn dazu möglichst verschiedene Diagnosen vorliegen und wenn der Patient nur kurz in seinem Krankenzimmer liegt. »Erhöhen Sie die Patientenzahl, steigern Sie die Indikationen bei den Fällen und bauen Sie die Verweildauer im Krankenhaus ab« – das ist das Standardrezept, das die Unternehmensberater den zur Kostendämpfung und Gewinnsteigerung verpflichteten Klinikleuten permanent einimpfen. Patientin R. hütet in den nächsten Tagen zu Hause das Bett. Sie bleibt, wenn irgend möglich, flach liegen. Allmählich bessert sich ihr Zustand.

Ihr Hausarzt ruft den behandelnden Arzt im Krankenhaus an und fordert für den Umgang mit Frau R. eine Erklärung. Aber der zuständige Arzt ist nicht zu sprechen.

Frau R. lässt sich von ihrem Mann aus der Apotheke Magnesium holen, weil die Krampfschmerzen in den Beinen nicht nachlassen. Der Neurologe behandelt sie über Wochen mit Schmerztabletten. Danach verschreibt er ihr ein Medikament gegen den Schwindel. Er ist übrigens geblieben – bis heute.

Der stationäre Aufenthalt über ein Wochenende hinweg hat der Patientin nichts gebracht, außer enormen Schmerzen und einer mehrtägigen Bettlägerigkeit. Im Krankenhausbericht liest sich die »Abklärung« folgendermaßen: »Da keine Symptomlinderung unter der Lymphlumbaldrainage erreicht werden konnte, wurde die Patientin am 15.3.2010 in die weitere hausärztliche Betreuung entlassen. Und es ergibt sich aus neurochirurgischer Sicht kein operativer Handlungsbedarf. Gegebenenfalls kann bezüglich der Schwindelsymptomatik eine HNO-ärztliche Vorstellung erfolgen.« Was auch geschah.

Die Unterlagen vom 3. März 2010 – vor Beginn des Klinikaufenthalts – belegen, welche Diagnose der Oberarzt bei der Aufnahme notiert hat: »Aufgrund der klinischen sowie der radiologischen Befunde besteht der Verdacht auf einen Normaldruck-Hydrocephalus [= Wasserkopf. Hier erweitern sich krankhaft die mit Nervenwasser gefüllten Flüssigkeitsräume des Gehirns]. Zur weiteren Diagnostik wurde eine weitere stationäre

Aufnahme für den 12.3. vereinbart. An diesem Tag wird die Anlage einer Lymphlumbaldrainage erfolgen. Verbessern sich die Symptome der Patientin, wird am 15.3.2010 die operative Anlage eines VP Schanz durchgeführt werden (…).«

Fazit: In der Öffentlichkeit bezichtigen Gesundheitspolitiker und Gesundheitsökonomen Kassenpatienten oft des kostspieligen Ärztehoppings. Schauen wir uns den Fall von Frau R. genau an und sehen ihn ausschließlich aus betriebswirtschaftlicher Sicht, dann haben vier niedergelassene Ärzte die seit sechs Monaten andauernde Schwindelsymptomatik medizinisch begutachtet und ihn jeweils abgerechnet. Der Hausarzt überwies an den Neurologen, der Neurologe an den Radiologen und Neurochirurgen, der Neurochirurg an die Klinik. Danach kommt noch der HNO-Arzt dazu. Der stationäre Verlauf liest sich in den Unterlagen der Klinik und in ihrem Medizindeutsch folgendermaßen: »Nach dem frustranen Versuch am 12.03.2010, eine Lymphlumbaldrainage zu legen, wurde schließlich am 13.03. zunächst ein Röntgen der LWS angefertigt, um degenerative Veränderungen bildgebend darzustellen. Anschließend erfolgte ein erneuter Punktionsversuch, der gelang, und es konnten anschließend 10 ml Nervenwasser stündlich über die Lymphlumbaldrainage abgelassen werden. Darunter bemerkte die Patientin subjektiv eine Hörminderung bzw. sowie eine Zunahme der Benommenheit. Die Schwindelsymptomatik sowie die geäußerte Dranginkontinenz waren unverändert. Daraufhin wurde die Lymphlumbaldrainage am 14.03. entfernt. Aus neurochirurgischer Sicht ergibt sich bei der Patientin somit keine sinnvolle Indikation zur Anlage eines Ventrikuloperitonealen Shuntes *[= Kurzschlussverbindung mit Flüssigkeitsübertritt zwischen normalerweise getrennten Gefäßen oder Hohl-räumen]*. Die Schwindelsymptomatik als Ausdruck eines Normaldruck-Hydrocephalus kann somit ausgeschlossen werden. Die Einstichstelle der Lymphlumbaldrainage blieb nach Entfernung trocken, so dass die Patientin am 15.03.2010 wieder nach Hause entlassen werden kann.«

In den Unterlagen des Neurologen und des Hausarztes ist zu lesen: »(…) Meine fachärztlichen Untersuchungen haben folgende Ergebnisse gebracht: Pat. stellt sich ohne Vorbefunde hier vor und berichtet, dass die Schwindelsymptomatik unverändert sei. Sie habe sich bei Frau Kollegin E. untersuchen lassen. Diese habe zwar am 02.11.2009 mit der neurochirurgischen Abteilung des Klinikums Kontakt aufgenommen. Man habe ihr gesagt, dass sie von dort einen Anruf erhalte, sobald ein Bett frei sei. Das sei aber bis heute nicht erfolgt. Mehrere Telefonate ergaben, dass man im Klinikum nichts (mehr?) von dem Vorgang wusste. Die Patientin wurde zur ambulanten Untersuchung in die neurochirurgische Abteilung für den 22.02.2010 um 10.20 Uhr angemeldet (…).«

Nach zweiwöchiger Erholung von dem Kliniktrip untersucht noch ein HNO-Arzt Frau R. Auch hier ergab sich kein Befund.

Was hat sich eigentlich für Frau R. verändert? An ihrem Gesundheitszustand gar nichts. Der hat sich sogar verschlechtert. Woher ihr Schwindel kommt, weiß sie bis heute nicht. Ihre Verunsicherung ist gestiegen und ihre Angst vor klinischen Eingriffen auch. Vom Hausarzt und Neurologen wird sie mit den »notwendigen Medikamenten« versorgt. Medikamente für was?

Mich interessierte der Fall strukturell. Deshalb bat ich verschiedene Mediziner um eine Einschätzung der Vorgänge, die ich oben dokumentiert habe. Egal mit welchem Arzt ich zu verstehen versuchte, weshalb Frau R. bis zum heutigen Tag – es sind inzwischen elf Monate ins Land gegangen – mit einer völlig ungeklärten Diagnose durch die Welt geht, die Gespräche bleiben stets in der Systemdiskussion hängen. Der Hausarzt überweist an den zuständigen Facharzt. Dieser überweist sie weiter. Dann kommt sie in die Klinik. Weshalb musste sie darauf ein paar Monate warten? Bedurfte es eines eher ruhigen Wochenendes, um sie dieser Tortur zu unterziehen? Richtig ist: Die Klinik bekommt Geld für Behandlung und wird belohnt für kurze Liegezeiten – das ist das System der Fallpauschalen. Und die Bettenauslastung muss mit lukrativen »Fällen« gesichert sein. Das war sie wohl, Frau R. – halbwegs lukrativ im Sinne des bestehenden Systems.

In der Klinik, sagen mir meine medizinischen Fachleute, ist garantiert etwas schiefgelaufen. Alle angefragten Ärzte bestätigen mir unabhängig voneinander, nach einer Lumbaldrainage werde immer bis zu 24 Stunden strenge Bettruhe angeordnet. Niemand machte Frau R. auf diese Notwendigkeit aufmerksam. Alle Klinikmitarbeiter haben gesehen, dass sie sich nach dem Eingriff wie eine Unbehandelte bewegt. Bei Nachfragen in der Klinik stoße ich auf eine aggressive Assistenzärztin. Ihre Erklärung gipfelt in dem Satz: »Patienten erzählen viel, wenn der Tag lang ist!« Die befragten Pflegekräfte reagieren anders: »Wir sind hoffnungslos unterbesetzt und können uns nicht um alles kümmern!« Frau R. gehört zu der Generation, in der duldende, bescheidene Hinnahme noch ein (fragwürdiges) Erziehungsziel war. Man wehrt sich nicht, fragt nicht nach, lässt geschehen, was aufgetragen wird. Genau hier setzt mein Rat für Patienten ein.

Werden Sie mündig! Lassen Sie sich nicht alles gefallen. Fragen Sie nach! Sie finanzieren das System schließlich mit Ihrem eigenen Geld.

Aber haben Sie auch im Blick, dass die Ärzte, Schwestern und Pfleger selbst nur Opfer von Strukturen sind, die sie in den meisten Fällen ablehnen. Umso wichtiger sind das Gespräch und der Schulterschluss zwischen allen unmittelbar vom Umbau unseres Gesundheitswesens betroffenen Menschen. Auf die Dauer wird sich eine Politik nicht durchsetzen lassen, die mehr in die Bilanzen der Konzerne hineinwirtschaftet, als den Menschen zu sehen, was er ist, ein Lebewesen.

15.
Uninteressante Menschen

Ein Fall von Windeln

Ende September 2008 wurde ich hautnah Zeugin einer Entscheidung, die auf das von Politikern immer wieder hochgepriesene Wettbewerbsstärkungsgesetz zurückzuführen ist. Es ging konkret um Windeln. Krankenkassen setzten einmal mehr den Sparhebel an, nun auch bei denjenigen, die aufgrund ihres Krankheitsbildes bestimmte Hilfsmittel benötigen. In diesem Fall traf es die Inkontinenzpatienten. Sie brauchen nun einmal Einlagen, Windeln oder Einwegauflagen für ihr Bett. Die Kassen vergaben nun die Aufträge nach einer Ausschreibung an den billigsten Anbieter dieser Produkte. So weit, so gut. Doch nun folgt – die Wahrheit ist konkret – des Dramas erster Teil.

An einem schönen Augustmorgen 2008 stellt Maria S. ihr Auto vor dem Sanitätshaus ab und legt – wie immer – ihr Rezept auf den Tresen. »Heute soll es ja heiß werden, deshalb komme ich bereits so früh, und das Parken funktioniert am Morgen auch viel besser!« Das Personal des Sanitätshauses und Maria S. kennen sich seit vielen Jahren. Das Schicksal hat der Familie S. einen großen Rucksack verpasst. Alle drei Söhne kamen behindert zur Welt. Sie brauchen wie viele andere von Inkontinenz betroffene Menschen für ihr tägliches Leben aufsaugende

Inkontinenzartikel. Aus den Kindern sind längst junge Männer geworden, von denen zwei nun fast selbständig ihr Leben meistern können. Über Jahre war eine gute Versorgung mit den notwendigen Windeln durch Sanitätshaus und Apotheke gesichert.

Deshalb versteht Maria S. überhaupt nicht, weshalb an diesem schönen Sommertag das Sanitätshaus ihr das Verbot ihrer Krankenkasse mitteilt, ihr die notwendige Großpackung mit Windeln für ihre Söhne nicht auszuhändigen. »Es hat sich etwas geändert, wir dürfen die Rezepte nicht mehr einlösen. Sie müssen zu Ihrer Krankenkasse und fragen, wie Sie in Zukunft an die Windeln kommen«, erklärt die Verkäuferin des Sanitätshauses. Die Mutter der drei behinderten Söhne ist wie vor den Kopf geschlagen. Sie schaut zur Uhr, und es schießt ihr durch den Kopf: »Wie komme ich bis heute Nachmittag an die notwendigen Windeln? Denn die, die noch vorhanden sind, reichen höchstens bis heute Abend!«

Frau S. ist eine tatkräftige Frau und fackelt nicht lange; sie zieht ihr Handy aus der Handtasche und ruft bei ihrer Krankenkasse an. Dort teilt man ihr mit, dass sie ab sofort das Rezept direkt an den Inkontinenzartikelhersteller nach Berlin schicken müsse. Von dort würde sie dann beliefert werden.

Über viele Jahre waren Hausarzt, Apotheker und Sanitätshaus für die Familie verlässliche Partner, um bei allen anfallenden Zusatzaufgaben wenigstens mit einfachen Lebenssituationen wie Stuhlgang und Harndrang ohne Komplikationen umgehen zu können. Der Alltag muss doch funktionieren! Er funktionierte auch, bis sich im Jahr 2007 im wahrsten Sinne des Wortes politische Klugscheißer des Themas annahmen, über das niemand gerne spricht. Bis zu diesem Zeitpunkt wurden Versicherte wohnortnah über ihre Apotheken und Sanitätshäuser mit Inkontinenzartikeln versorgt.

Die in Berlin gefällten Entscheidungen erreicht wie gesagt im August 2008 Familie S. Die von der Krankenkasse genannte Firma hat ihren Sitz in der Hauptstadt. Doch sie ist weder telefonisch noch per E-Mail zu erreichen. Auf Rückfrage bei der Kasse, wie die Zeit bis zur Lieferung überbrückt werden soll, erhält Frau S. zur Antwort: »Na, dann zahlen Sie halt eben mal selbst!« – »Na, das kann ja heiter werden«, denkt sich Frau S., die nun also auf unbestimmte Zeit bis zur Lieferung den Bedarf an Inkontinenzartikeln aus eigener Tasche finanzieren soll.

Blase und Darm lassen sich nicht nach Liefertermin steuern. Es bleibt Frau S. also überhaupt nichts anderes übrig, als die Haushaltskasse mit Windelkäufen zu belasten. Das Sanitätshaus ist es, das mich auf den Fall aufmerksam macht: »Reden Sie mal mit einer betroffenen Familie«, sagt die Dame. »Die Sache stinkt zum Himmel!« Ich bin skeptisch, recherchiere zunächst etwas im Umfeld. Meine Nachfragen ergeben, dass tatsächlich jede einzelne Krankenkasse ihre Hilfsmittelversorgung ausgeschrieben hat. Man konzentrierte sich dabei auf den Faktor Preis, nach der Devise: billig, billig, billig! Natürlich versicherten alle Kassen, die Lieferanten würden sich daran halten, eine gute Leistung abzuliefern. Ich setze mich also mit der Familie in Verbindung und argumentiere zunächst, dass die Gesetzesregelung zwar eine Umstellung bedeute. Das würde sich aber sicher doch ganz schnell einspielen, oder? Dass mir Frau S. nicht ins Gesicht springt, ist alles. Und so erfahre ich die Details einer anrüchigen Affäre. »Seit Wochen werden wir hingehalten, vertröstet, belogen …«

Bei Familie S. kommt nach drei Wochen (!) die erste Lieferung aus Berlin an. »Ich kann mir nicht vorstellen«, sagt Frau S., die sich sofort an die Strippe gehängt hat, um mich auf den neuesten Stand zu bringen, »dass die Kassen die Qualität der gelieferten Windeln vor Vertragsabschluss auch nur in Augenschein genommen oder gar kontrolliert haben. Was da aus Berlin eingetroffen ist, das ist der reine Dreck!« Ob ich mir die Bescherung einmal ansehen möchte? Die Frau weint am Telefon.

Das veranlasst meinen Mann und mich, umgehend die fünfundsiebzig Kilometer zu Familie S. zu fahren. Aus logistischen und aus Kostengründen hat das Unternehmen gleich einen Monatsbedarf geliefert! Nun macht sich wohl niemand eine konkrete Vorstellung, was drei Personen in vier Wochen benötigen. Ich sehe es. Es handelt sich um eine richtige Palette voll Windeln! Die beauftragte Spedition hat sie auf dem Gehweg vor dem Sechs-Familien-Block abgestellt. Im zweiten Stock des Hauses wohnt Familie S.

Das Problem besteht weniger im Gewicht der einzelnen Kartons. »Sagen Sie mir bitte mal«, ruft mir die verzweifelte Mutter zu, »wie ich das ganze Zeugs in einer 95-m²-Wohnung unterbringen soll, in der fünf Personen leben!« Die Pakete sind wahrhaft voluminös. »Im Winter«, sagt mein Mann sarkastisch, »ist das ideal. Sie müssen die Windeln nur an die Außenwand stapeln, dann haben Sie eine ideale Wärmedämmung!« Der Witz kommt nicht an. Familie S. findet das schon lange nicht mehr lustig.

Die Windelpakete verschwinden nacheinander in der Wohnung. Jeder Freiraum wird ausgenutzt: unter sämtlichen Betten, auf sämtlichen Schränken, hinter einer Couch. Der Rest wird im Fahrradkeller verstaut. Mein

Mann fährt in den nächsten Laden und holt zwei Rollen von diesen großen grauen Müllsäcken. In sie werden die einzelnen Pakete verstaut und im Keller aufgetürmt. An diesem Nachmittag wird mir klar, dass ein paar Theoretiker an Schreibtischen die flächendeckende Versorgung über Apotheken und Sanitätshäuser, die eine individuell zugeschnittene Hilfe vor Ort bedeutete, Hilfe für Menschen, die es schwer genug haben, ohne Sinn und Verstand zerstörten.

Beim nächsten Telefonat mit Maria S. erfahre ich noch eingehender, welche beschissene Qualität die Windeln haben, die ihnen endlich geliefert worden waren. Ich bin geschockt, will es nicht glauben. »Kommen Sie doch bitte noch einmal vorbei, liebe Frau Hartwig, aber bringen Sie eine Nasenklammer mit«, lädt mich die Frau ein. Ja, genau das werde ich machen. Die Leute brauchen jemand, der sich für sie interessiert, der ihnen wenigstens mal zuhört.

Angekommen bei Familie S., packt mich das blanke Entsetzen. Die Wohnung ist nicht mehr wiederzuerkennen. Die Möbel sind mit Handtüchern und durchsichtigen Folien abgedeckt, es riecht penetrant, obwohl alle Fenster und die Balkontür offen stehen. Die Inkontinenzartikel bestehen aus einer dünnen Folie mit einer sehr knapp bemessenen Auflage.

Ich muss mich nicht intensiv mit dem Herstellen von Windeln und Einlagen auseinandersetzen. Mein gesunder Menschenverstand sagt mir, solche Fetzen können nie und nimmer dicht sein.

Maria S. versucht sich zu helfen, indem sie ihren Jungs statt einer gleich drei solche Windeleinlagen verpasst. Nur das Rechenexempel geht auch dann nicht auf. Dreilagig sind sie auch nicht dichter, nur der Verbrauch erhöht sich, und die Spirale beginnt sich von neuem zu drehen. Die Kasse ist genau in ihren Berechnungen, was ein Inkontinenzpatient in einem bestimmten Zeitraum verbrauchen darf. Aber in diesem Moment zählt das nicht. Es ist schlicht und ergreifend eine Unverschämtheit, was hier qualitativ geliefert wurde. Schon die Art der Lieferung empfinde ich als Verletzung der Intimsphäre. Die ganze Siedlung sieht die Windelpakete auf dem Trottoir stehen.

In diesem Moment wünsche ich mir, die Verursacher dieses Wahnsinns hier, die Kassenleute und die Hersteller, müssten ihn einmal ein paar Tage am lebenden Objekt anwenden. Sie müssten den Jungs den Hintern abwaschen und müssten die Windeln persönlich entsorgen.

Ein Rumcocktail, rabattiert von der Krankenkasse? »Die AOK gibt mit Sicherheit große Summen dafür aus, Alkoholkranke wieder gesund zu machen. Dann kann nicht angehen, dass parallel dazu über die AOK-plus-Card Angebote gemacht werden, die gerade zum gesteigerten Konsum führen.« Trotz allem schwärmte der Vertriebsleiter der AOK gegenüber einem Frontal-21-Reporter, der sich als Sonnenstudiobetreiber und potenzieller plus-Card-Partner ausgegeben hat, von der Rabattkarte als zielgruppengerechtes Marketinginstrument: »Die Kooperation mit Diskotheken läuft hervorragend: Wenn die Jugendlichen sehen, dass man hier mit der AOK 5 Euro Eintrittsermäßigung kriegt, oder ein Extra-Getränk, dann wird auch die AOK für Jugendliche interessant.«

Wieder einmal wurde am völlig falschen Ende gespart. Bei liegenden Patienten führen die Billigartikel notgedrungen zum Wundliegen. Weitere Recherchen ergeben, dass sich Patienten außer dem Verlust an Lebensqualität Hautschäden durch den aggressiven Urin zuziehen. Daraus entstehen Folgeerkrankungen! Dies steigert die Kosten genauso wie die schlechtere Qualität. Sie forciert den Verbrauch, für den nun freilich nicht mehr die Kasse aufkommt. Sie hat ja pro forma geliefert. Zwar steht im Sozialgesetzbuch, dass die Versorgung der Kassenpatienten »zweckmäßig« sein soll. Doch das ist ein weites Feld. Da werden wir lange diskutieren, was eine zweckmäßige Windel ist. Ich gehe der Sache nach und erfahre, dass diese Ausschreibungsbedingungen gar nicht funktionieren *können*. Die Hersteller sind nicht in der Lage, ihre gute Qualität zu den geforderten Preisen zu halten. Die Lieferung von unbrauchbarem, billigem Dreck ist vorprogrammiert. Fazit einer Kostendämpfungsmaßnahme: Eine angemessene Versorgung der Patientinnen und Patienten mit Blasen- und Darmentleerungsstörungen ist nicht mehr gegeben. Die Diskussion drehte sich nur ums Geld und nicht darum, was medizinisch und schon gar nicht, was menschlich bedarfsgerecht und sinnvoll ist.

An einem unserer monatlichen Bürgertreffs diskutieren wir, was zu tun ist. Da ich mehr für Handeln als für Reden bin, kommt mir der Gedanke, den zuständigen Kassen doch wenigstens ein paar Tage lang das Resultat ihrer Ausschreibungen praktisch vorzuführen. Die von mir angeregte Solidaritätsaktion wird von ein paar tollen, couragierten Leuten aufgegriffen und in die Tat umgesetzt. Mehr als eine Woche lang organisieren wir einen Fahrdienst zu betroffenen Inkontinenzpatienten und holen dort die gefüllten und undichten Windeln in speziellen Plastikbeuteln ab, verknoten sie sicher und hängen sie an die Türen der jeweiligen Kassenfilialen. Eines haben wir dabei erreicht: Im Fernsehen wird über die mangelhafte Qualität und die Folgen für die Betroffenen berichtet, und dies holt ein Tabuthema in die Öffentlichkeit!

Dem Billigboom in Sachen Hilfsmittel steht gegenüber: Rund 50 Millionen Euro Mitgliedsbeiträge hat der AOK-Bundesverband allein zwischen 2000 und 2003 für Beraterverträge ausgegeben. Leistung und Nutzen der Tätigkeiten hat das Bundesgesundheitsministerium selbst gegenüber dem Souverän in unserem Staat, dem Bundestag, zur »Geheimsache« erklärt. »Weitere Einzelheiten wollte der AOK-Bundesverband nicht nennen, da dies … nicht im Interesse der AOK-Mitglieder sei.«

Nachtrag zur Windelaffäre: Als Fallbeispiel, wie sich die gut klingenden theoretischen Erklärungen der Kassen lesen und wie die Praxis dann aussieht, ein Schreiben der Barmer vom Juni 2008 an eine pflegebedürftige Patientin.

»Information zur Versorgung mit aufsaugenden Inkontinenzartikeln

Sehr geehrte Frau XXXX,
manches ändert sich, aber die hochwertige Versorgung durch Ihre Barmer bleibt. Die Barmer passt derzeit ihre Verträge an neue gesetzliche Vorschriften an. Dies hat auch Einfluss auf Ihre Versorgung

mit Hilfsmitteln, wozu auch aufsaugende Inkonti-
nenzartikel (beispielsweise Vorlagen oder Inkonti-
nenzhosen) zählen. Beruhigend für Sie: Auch in
Zukunft werden wir für Sie eine erstklassige Versor-
gung sicherstellen.

Was ändert sich? Zum 01.08.2008 tritt ein neuer
Barmer-Vertrag für die Versorgung unserer Versi-
cherten mit Inkontinenzartikeln in Kraft. Das heißt,
ab dem 01.08.2008 darf ausschließlich unser neuer
Vertragspartner die Beratung und Belieferung mit
aufsaugenden Inkontinenzartikeln vornehmen. Für
Sie bedeutet dies, dass die von Ihnen benötigten In-
kontinenzartikel ab diesem Datum von folgenden
Vertragspartnern geliefert werden: Fa. XXXX

Unser Vertragspartner erfüllt in besonderem Maße
alle Voraussetzungen, Ihnen eine qualitativ hoch-
wertige Versorgung zu bieten. Damit Ihre Versor-
gung lückenlos und bedarfsgerecht fortgeführt
wird, werden wir Ihre Kontaktdaten (Versiche-
rungsnummer, Name, Anschrift, Kennzeichen M/W,
Geburtsdatum und Telefonnummer) sowie die zur
Versorgung notwendigen Informationen über die
Befreiung von der gesetzlichen Zuzahlung und –
soweit bei uns gespeichert – die Art der von Ihnen
bisher erhaltenen Inkontinenzhilfsmittel an den
Vertragspartner weiter gegeben. Er wird sich in
Kürze mit Ihnen in Verbindung setzen, um die wei-
teren Liefermodalitäten abzustimmen.

Die Weitergabe Ihrer Daten ist zur Aufgabenerfül-
lung der o.g. Firma erforderlich. Die Firma wurde
vertraglich verpflichtet, Ihre Daten nicht an Dritte
weiterzugeben und sie ausschließlich für Zwecke
der Versorgung mit Inkontinenzartikeln zu verwen-

den. Unser neuer Vertragspartner liefert Ihnen auf
Ihre Bestellung hin eine abgestimmte Menge an In-
kontinenzhilfsmitteln, üblicherweise etwa einen
Monatsbedarf. (…)

Mit freundlichen Grüßen Ihre Barmer

Dieses Schreiben wurde maschinell erstellt und ist
ohne Unterschrift gültig.

16.
Pflege nach Kassenlage

Ein würdiges Ende

Sonntagabend, 23.10 Uhr – ein Pflegeheim irgendwo in Deutschland. Die 89-jährige Anna F. stürzt auf dem Weg zur Toilette. Anna F. hat Glück. Sie ist in einem guten Haus untergebracht. Der Spätdienst sieht die klaffende, blutende Wunde am Kopf und reagiert sofort. Er ruft einfach nach dem Hausarzt. Kein kostspieliger Notfall wird inszeniert, kein Transport mit dem Rettungswagen organisiert, keine kostenintensive Krankenhausversorgung angeleiert, auch kein Stress für die betagte Patientin durch eine Fahrt im Krankenwagen und die langen Wartezeiten in der chirurgischen Klinikambulanz! Ein Anruf genügt, und Minuten später ist er da, der diensthabende Hausarzt. Er reinigt die Wunde, näht sie zu und untersucht Anna F. am Körper und auch neurologisch nach weiteren Sturzfolgen. 35 Minuten später liegt die Seniorin wieder im sicheren Bett, die Pflegerin bringt noch einen Tee, spricht mit ihr über das Geschehene, hilft ihr beim Trinken. Rundum versorgt und innerlich ruhig schläft Anna F. an diesem Abend ein.

Ja, natürlich gibt es sie, die schwarzen Schafe bei den Pflegeeinrichtungen, und es gibt sie, die menschenunwürdigen Verhältnisse, unter denen alte Menschen ihren Lebensabend verbringen müssen. Es gibt aber auch die

Ärzte und Pfleger, deren oberste Priorität noch immer lautet: Hilf dem alten gebrechlichen Menschen. Bei meinen Besuchen in verschiedenen Pflegeheimen ist mir sehr klar geworden, dass es in vieler Hinsicht doch sehr auf die betreuenden Personen ankommt, wie der Mensch sich als Pflegebedürftiger fühlt. Nur steht genauso fest: Die Tendenz geht in Richtung Kälte und Standardisierung. Kostengünstige Fallabwickler werden gesucht.

Frau Anna F. hat Glück. Sie ist in einem Pflegeheim untergebracht, in dem sie den täglichen Kampf um die betriebswirtschaftlichen Belange nicht spürt. In all den Alten- und Pflegeheimen, die ich bundesweit besucht habe, erfahre ich im Gespräch mit den Heimleitungen, wie wenig das, was jetzt schon an Rahmenbedingungen da ist, und das, was noch kommen soll, den Alten und Kranken gerecht werden wird. Für mich sind die Gespräche mit den Heimleiterinnen und -leitern, mit dem Pflegepersonal eine besondere Erfahrung. Wir, mein Mann, unsere Kinder und ich, wir haben meine Mutter als Schwerstpflegefall zu Hause versorgt. Es war anstrengend, keine Frage. Aber es waren die intensivsten Jahre mit ihr. Körperlich krank, schwach, eben ein voller Pflegefall, war sie geistig bis fast zum Ende ihres Lebens wach und interessiert. Mir ist aber klar, dass schon allein aufgrund der Wohnverhältnisse nicht jeder die familiäre Pflege übernehmen kann. Hier muss der Staat eintreten, der sich im Moment aber aus Kostengründen immer weiter aus der sozialen Verantwortung herauszieht. Einmal mehr soll es der Markt richten.

Was will ein marktorientiertes Unternehmen? Expandieren, Gewinn machen. Wer alt ist und Vermögen hat, darf mit einem differenzierten Angebot rechnen. Wer noch mehr Geld hat, kann sich auf ein königliches Ende freuen, sofern luxuriöse Einsamkeit nicht auch eine elende Sache ist. Alte Bedürftige sind für den Markt nur bedingt zu gebrauchen. Einmal mehr entscheidet sich die humane Qualität eines Staates daran, wie er sich zu seinen schwächsten Gliedern verhält. Wir müssen unbedingt zur Solidarität mit den Schwachen, Kranken und Alten stehen. Felsenfest bin ich davon überzeugt, dass es ohne intakte Gesundheits- und Sozialsysteme keinen sozialen Frieden geben kann.

Mit Kreativität zu mehr Einnahmen: SPIEGEL-online meldete am 27. Juni 2009, dass der Bundesverband der Allgemeinen Ortskrankenkassen AOK den milliardenschweren Gesundheitsfonds mit einem Trick zusätzlich anzapfen will. Zuschläge für besondere Krankheiten – ein zentrales Element der Gesundheitsreform – sollen nach Spiegel-Informationen für das volle Kalenderjahr verrechnet werden. Und zwar auch dann, wenn der Versicherte nach wenigen Monaten verstorben ist. Was die AOK in ihrem Vorschlag an das Bundesversicherungsamt »annualisierende Ausgaben Verstorbener« nennt, heißt im Klartext: Für Tote soll es weiter Geld geben. Der AOK-Bundesverband geht davon aus, dass mit der vorgeschlagenen Regel insgesamt mehr als eine Milliarde Euro aus dem Gesundheitsfonds umverteilt würde. Nutznießer wären Krankenkassen mit überdurchschnittlich vielen älteren Versicherten, darunter fast alle AOK-Dependancen. Versicherer mit eher jüngeren Mitgliedern müssten Einbußen verkraften.

Wo der Markt allein regiert, wird es gnadenlos für die Alten. Es gab mal Zeiten, da kannte man noch das Wort

Gnadenbrot. Nach der Abschaffung der Gnade wird das Brot der gesellschaftlich überflüssigen Esser zum Problem. Der Pflegebedürftige ist wehrlos, unseren sozialen Gegebenheiten ausgeliefert. Wo eine Gesellschaft den Totalanspruch der Wirtschaft zulässt, alles, auch die Sorge um einen würdigen Lebensabend, markttechnisch zu regeln, organisiert er eine fortschreitende Verrohung des Handelns. Er schafft den Faktor Liebe ab, eliminiert die Barmherzigkeit, vertreibt die Wärme. Gekaufte Zuwendung ist immer prekär. Es muss noch etwas anderes unser zwischenmenschliches Handeln bestimmen als das, was wir auf der Tasche haben. Über allem steht als Entschuldigung der demographische Wandel; deshalb brauche es mehr Wettbewerb. Menschliche Nähe sei aus ökonomischer Sicht nicht zu finanzieren. Nun haben wir Milliarden ausgegeben für Fortschritte in der Medizin. Die Folge ist, dass wir alle länger leben. Nun soll der menschenwürdige Umgang mit den Alten nicht mehr finanzierbar sein? Eine ganz gefährliche Denke macht sich hier breit.

Wenn Wettbewerb alles ist, könnte man sich auch die Frage stellen: In welchem Wettbewerb liegt Anna F. mit ihrer Zimmernachbarin Frau L.? Hat eine von beiden mehr Recht auf Leben? Haben diese beiden Menschen nach 85 und 89 Lebensjahren ihr Lebensrecht verwirkt? Haben sie kein Recht mehr auf ein bisschen Freude, ein Lächeln, eine Zärtlichkeit? Dürfen sie keine Gefühle haben? Ängste vor dem nahenden Ende verspüren? Haben sie am Ende des Lebens noch keinen Anspruch mehr, menschlich behandelt zu werden? Krankheit, Alter, Pflege gehört zum Menschen. Wer denkt, Krankheit und Alter könne man abschieben, es gehöre nicht zum Dasein, wird spätestens eines Besseren belehrt, wenn es ihn trifft.

Alte und Kranke sind angewiesen auf Menschen, die sich dem Pflegeberuf verschrieben haben, die tagtäglich auch mit Schwerstpflegefällen umgehen, so, wie es in unserem Grundgesetz, Art. 1, steht. Die Würde des Menschen ist unantastbar! Und dafür werden sie miserabel bezahlt, in manchen Fällen sogar ausgebeutet und für zu viel Zuwendung abgemahnt! So manche Pflegekraft muss sich entscheiden zwischen den ökonomisch ausgetüftelten, zeitlich festgelegten Vorgaben und dem Menschen, an dem sie die Pflege ausführt.

An dieser Stelle möchte ich all denen ein Dankeschön sagen, die in diesen helfenden Berufen täglich ihre Frau und ihren Mann stehen! Ich finde, wir haben eine Verpflichtung, dass sie unter Rahmenbedingungen arbeiten, die besser sind als heute. Dann blühen auch die ihrer Sorge anvertrauten Menschen auf.

17.
Versorgungsdesaster
Die Legende vom Landarzt

Fernsehserien führen uns mehrfach wöchentlich den wunderbaren Arztberuf vor und lassen uns fiktive Bekanntschaft mit Medizinern schließen, die *noch ganz Arzt* sein dürfen. Die Serie »In aller Freundschaft« zeigt zwar eine nervige Verwaltungschefin, aber sie liefert uns auch Ärzte und vor allem einen Chefarzt, dem es vornehmlich um die Belange seiner Patienten und seiner jungen Kollegen geht. Fast schon nostalgisch erscheint die Serie »Der Landarzt«, in der die heile Welt 1:1 in eine ländliche Praxis verlegt wird.

Die Zeit, die der Landarzt im Fernsehen für seine Patienten und für deren Sorge und Nöte aufbringt, hat der reale Landarzt nur, wenn er die Zeit, in der er sich um seine Patienten kümmert, zum größten Teil unentgeltlich ableistet. Viele Leute haben ja ein Hobby. Darum gibt es die Spezies Landarzt bald nur noch im Fernsehen. Der deutsche Landarzt wird unter Artenschutz gestellt wie die Hummelfledermaus oder der Ameisenigel. Sie halten das für überzogen? Dann fragen Sie einmal Ihren Hausarzt, warum sich kaum ein junger Arzt mehr bereitfindet, seinen Job zu machen. Zu Tausenden ziehen junge, in Deutschland ausgebildete Ärzte ins Ausland. Seit Jahren weist beispielsweise der Bayerische Hausärzteverband auf die infamen Killerstrategien hin, die dem Landarzt systematisch den Garaus machen sollen. Den Landarzt, der uns im Abendprogramm die heile Welt eines Dorfes zeigt, in der der Arzt nicht nur seine Patienten gut kennt, sondern auch das soziale Umfeld in die Behandlung mit einbezieht, soll es nach den Plänen der Politstrategen und ihrer Berater gar nicht mehr geben.

Vorsicht: Genau diejenigen, die jetzt über den unhaltbaren Zustand klagen (wie zum Beispiel der Chef der Kassenärztlichen Bundesvereinigung), sind doch wohl in vielen Fällen die direkten Verursacher der Misere.

Den Landarzt kann man auf ganz einfache Weise retten, indem man ihm nämlich anständige Rahmenbedingungen verschafft, unter denen er wirtschaftlich überleben kann. Das wäre auch ökonomisch die mit Abstand sinnvollste Lösung. Aber aus Sicht der Geschäftemacher gerade das Problem. Der Hausarzt nimmt ihnen *Business* weg. Wo ein Hausarzt agiert, kann sich die Kungelei, die sich rund um die treibenden Medizinkonzerne gebildet hat, nicht breitmachen. Wo ein Hausarzt arbeitet, kann diese ganze teure Palette gesundheitlicher Pseudodienstleistungen nicht in Anschlag gebracht werden, an denen die Industrie verdient. Der Hausarzt, insbesondere der ländliche Hausarzt, ist die letzte Parkkralle, die uns an der Fahrt in die schöne neue Welt der privatisierten Medizin hindert.

Der Bevölkerung wird nun weisgemacht, der Hausarzt sei nicht vernetzt, er verbaue dem Patienten eine spezialisierte Medizin, er befinde sich in einem fossilen Stadium des technisch Möglichen, er sei wissenschaftlich von gestern und lange nicht mehr auf dem Stand der Entwicklung. Und so ertönt der Ruf nach der »Qualitätssicherung«. Außerdem müsse man sich ja echt um die

Versorgung sorgen. Wenn diese Hausärzte es einfach nicht mehr schaffen, die Bevölkerung zu *versorgen!* O Schreck! Was für ein falsches Gutmenschenvokabular hat sich in den letzten Jahren rund um *Sorge* und *Versorgung* aufgebaut! Mir klingeln die Ohren! Designerbebrillte Professoren, von denen man ahnt, dass sie sogar auf dem Hintern von Harvard gestempelt wurden, schauen *besorgt* zu uns herüber, die wir uns noch in den Niederungen bundesdeutscher Wartezimmer herumtreiben, und mahnen uns, nur ja nicht die medizinische Zukunft zu verpassen.

Auf diese Aussage kommt die Antwort: Rettung sei der Zusammenschluss stationärer und ambulanter Versorgung im Gesundheitswesen. Wieder so ein Lügenwort: »Zusammenschluss«. Es geht um kalte Enteignung. Was genau hinter dem Stichwort »Integrierte Versorgung« steckt, erzählen uns weder deren Erfinder noch die bezahlten »Experten« und auch sonst niemand. Auch die aufgesetzte Sorge um die »optimale Versorgung« ist eine lügnerische Wortklauberei. Die integrierten Versorger tun nur so besorgt.

Das wissen inzwischen all diejenigen, die bereits heute von der Langfriststrategie der integrierten Versorger betroffen sind, weil sie nämlich ein echtes Versorgungsproblem haben; mit Windeln, Brillen, Heilmitteln, notwendigen Hilfsmitteln usw. Aber damit sie nicht auf falsche Gedanken kommen, gibt es am Abend die 237. Folge von »Der Landarzt«. Danach schläft man auch in schlechten Windeln gut.

»Gesundheit, Schmiergeld inklusive – Mit subtiler Einflussnahme versuchen Lobbyisten, die Politik bei Reformen auf ihre Linie zu bringen.« So titelte Focus in der Ausgabe vom 7. August 2006. Was Focus-Korrespondentin Verena Köttker und Focus-Redakteur Christoph Elflein in ihrem Beitrag zusammentrugen, zeigt den ganzen Druck, der von den gesetzlichen Krankenkassen auf die Politik ausgeht. Der Politiker werden mehr oder weniger einbestellt – und zwar vielfach solche, die von der Komplexität des Gesundheitswesens keine Ahnung haben. Die Autoren benutzen das Wort »Einzelbearbeitung«. Es ging darum, potenzielle Abweichler rechtzeitig vor der nächsten Stufe der Gesundheitsreform auf Linie zu bringen. Darf das denn sein? Man sollte meinen, es gäbe für DAK, AOK und Barmer den ganz normalen Dienstweg, um Wünsche zu artikulieren. Fakt ist aber, »dass die Kassen der Bundesregierung für Wochen Mitarbeiter überlassen, die an wichtigen Gesetzesentwürfen mitwirken. So sitzt eine Mitarbeiterin des AOK-Bundesverbandes einstweilen im Kanzleramt, zuständig für Gesundheitspolitik. Gleich vier Kassenmitarbeiter beherbergt derzeit das Bundesgesundheitsministerium. Sie sollen Vorschläge machen, wie der geplante Gesundheitsfond zu organisieren ist. Die Kosten trägt formal das Ministerium. Tatsächlich stellen die Kassenchefs aber meist nur einen Teil der Gehälter in Rechnung. ›Das läuft mehr oder weniger auf Kulanz‹, gesteht der Vorstand einer großen gesetzlichen Kasse, ›das Ministerium hat ja auch nicht so viel Geld. Und wir sind froh, dass unsere Leute dort sitzen.‹«

Ein Alptraum

Ich träumte vom Jahr 2020: Es ist November. Ich sehe eine Bushaltestelle, die mir bekannt vorkommt. Nebelschwaden hüllen die Menschen ein. Frau Müller kann nicht so lange stehen. Sie sitzt auf ihrer Gehhilfe und hofft, dass der Bus bald kommt. Die junge Frau Graf gräbt sich tiefer in ihren Mantel hinein. Ihr Kind wärmt sich durch ein Hüpfspiel auf. Der zwei Wochen alte Säugling in der Tragetasche schreit erbärmlich. Und da steht noch das junge Mädchen, blass und frierend – trotz dicker Winterjacke.

Frau Müller bricht das Schweigen und sagt in die Runde: »Bis vor ein paar Jahren war da drüben noch unser Hausarzt, auf den wir uns verlassen konnten …« Frau Graf nickt: »Ja, das Schild haben die immer noch nicht abgemacht!« – »Sollten die mal besser tun«, meint Frau Müller, »jedes Mal reden die Patienten drüber, wenn sie sich einen abfrieren, weil der MVZ-Bus mal wieder den Termin nicht halten kann.«

Das frierende Mädchen kann sich einen Hausarzt gar nicht mehr vorstellen: »Und da gab es also wirklich hier auf dem Land einen Arzt, der rund um die Uhr für die Leute da war?« Als sie aus der Großstadt hierherzog, gab es dort schon längst nur noch medizinische Versorgungszentren, angedockt an die Kliniken. »Ja, sogar mehrere«, erzählt die alte Frau Müller: »So ein Hausarzt, der kam sogar ins Haus. Deshalb nannte er sich ja so.« – »Boah, unfassbar!«, staunte die junge Frau. »Was für ein Service! Aber nur bei alten Leuten?« – »Nein, bei jedermann, der so krank war, dass er nicht in die Praxis konnte. Manchmal hatte der für so 'ne junge Mutter wie Sie gleich ein paar gute Ratschläge dabei. »Das glaub ich nicht!« – »Doch, ja, und als ich meine Mutter in den letzten Wochen ihres Lebens pflegte, kam er sogar jeden Tag.« – »Wie«, fragt das Mädchen, »Sie durften Ihre Mutter selber pflegen? Haben Sie ein Zertifikat dazu?« – »Quatsch Zertifikat«, brummte Frau Müller. »Jeder kann einen Kranken pflegen. Und wenn es mal schwierig wurde, hatte der Doktor einen Tipp. Oder er besorgte sogar jemand, der ins Haus kam und bei der Pflege half.« – »Das ging alles?«, staunte das Mädchen. »Ja, damals hatte der Staat noch Geld.« Frau Graf mischte sich in das Gespräch ein: »Darf ich Sie korrigieren. Das alte System funktionierte mit weniger Geld. Das Geld im Gesundheitswesen wurde nicht für Beraterhonorare, absurde Gesundheitsprogramme und Quatsch rausgeschmissen, sondern es wanderte einfach an den *point of health* – an den Punkt also, wo ein Arzt sich einem Patienten zuwendet, wo eine Schwester einen Kranken pflegt oder wo ein Behinderter einen Rollstuhl braucht.«

»Wo bleibt nur dieser elende Bus?«, schimpfte Frau Müller. »Wir holen uns noch den Tod! Es ist schon 9.15 Uhr, und wir warten eine geschlagene halbe Stunde.«

Ein älterer Herr, der hinzugetreten ist, erzählt, wie es damals war. »Der letzte Arzt hier im Dorf hat uns über Jahre gewarnt, dass es so kommen wird. Wir glaubten das nicht so recht. Als er gestreikt hat, sind wir nicht mitgegangen. … Irgendwie habe ich ein schlechtes Gewissen. Ich fühle mich mitschuldig, dass es so gekommen ist. Ich kann mich sogar noch daran erinnern, als er in der Schlafanzughose uns nachts um drei aufsuchte, weil es meiner Frau so schlechtging. Er blieb bei ihr sitzen, bis die Spritze wirkte, sprach mit ihr und mit mir, nahm uns unsere Angst. Man hat ihn tatsächlich wegrationalisiert, und wir haben es tatsächlich zugelassen.

Und jetzt stehen wir hier, frieren und warten auf den MVZ-Bus.«

Die junge Frau mit dem Baby hört genau zu: »Ja, hätten Sie mal besser auf die Pauke gehauen. Wir sind die Leidtragenden, dass Ihre Generation kein politisches Bewusstsein hatte. Ich finde es empörend, dass ich mit einem zwei Wochen alten Säugling in der Kälte stehen muss, um den vom Callcenter durchgegebenen Termin einzuhalten.« Der ältere Herr sagt nichts. Die junge Frau meint: »Zu Hause sitzt mein Opa und schimpft auf die Verhältnisse. Ich kann es nicht mehr hören. Manchmal habe ich kein Mitleid mit ihm. Er müsste längst zum Arzt, aber er hat so wenig Rente, und die Zuzahlungen sind so hoch, dass er sein offenes Bein mit Kamille auswäscht und hofft, dass es heilt. Hätte er mal den Mund aufgemacht, als der große Umbau stattfand!«

Frau Müller steht von ihrer Gehhilfe auf, und erst jetzt sehen die anderen, wie sehr sie das Gespräch innerlich mitnimmt: »Sie haben leicht reden. Ich weiß nicht, ob Sie aufgestanden wären. Der Mut wächst mit dem Abstand zu den Ereignissen. Wenn man bis über beide Ohren drinsteckt, wenn einen die Politiker belügen und die Werbung und die Zeitungen, dann ist es schwer, Widerstand zu leisten.« – »Warum sind Sie hier?«, fragt die junge Frau. »Ich brauche meine Herztabletten. Ich weiß aber nicht, ob ich sie bekomme.« Die alte Frau kramt eine Wisch Papier aus ihrer Tasche. »Ich habe das Geld nicht. Nicht mal, wenn ich nur Kartoffeln esse. Jetzt habe ich da noch so einen Wisch ausgefüllt, aber ich weiß nicht, ob es der richtige ist. Meine Nachbarin sagte, da müsse ich zwei andere Formulare aus dem Internet runterladen, aber das klappt nicht.« – »Wieso?« – »Mein Drucker streikt.« – »Die geben Ihnen die Tabletten auch so – das sind doch keine Unmenschen!« Frau Müller kann plötzlich nicht mehr an sich halten; sie zittert: »Meinen Sie? Ich stehe jetzt schon die dritte Woche in Folge an. Und ich brauche diese Tabletten einfach …«

Niemand achtet auf den jungen Mann, der sich ganz ins Eck der Bushaltestelle stellt. »Was ist, wenn wir zu unserem Bürgermeister, zu unserem Landrat gehen, wenn wir aufbegehren, demonstrieren, Unterschriften sammeln?« Keiner gibt ihm eine Antwort. Der junge Mann redet weiter: »Ich bin seit einem Jahr unverschuldet arbeitslos und bekomme nur noch die Notversorgung. Alles andere muss ich selbst finanzieren.« Beim Sprechen hören die Umstehenden, dass dem jungen Mann Zähne fehlen. »Kommt von den Drogen«, denkt Frau Müller, aber dann korrigiert sie sich selbst: »Woher weiß ich denn, dass es von Drogen kommt?«

Der Mann mit den Zahnlücken spricht weiter: »Heute werden sie mich wahrscheinlich wieder durch die Röhre schieben, wie vor drei Wochen. Für eine genaue Diagnose, wie sie sagen. Keine Ahnung, wie viele ›Röhren‹ ich noch auf dem Ticket habe. Meine Schmerzen gehen davon nicht weg. Wie sollen sie auch. Für die aufgeschriebenen Medikamente sollte ich so viel zuzahlen, dass ich sie gleich auf dem Tresen der MVZ-Apotheke liegen ließ.«

»Die Ärzte sind weg, die Schwestern sind weg, die Apotheke ist weg, die Sozialstation ist weg«, zieht der ältere Herr Bilanz. »Wissen Sie, was uns geblieben ist von dem, was wir hier in unserer Stadt hatten?« Er greift in seine Brusttasche und zieht ein Plastikkärtchen hervor: »Dieses elende Ding, die elektronische Gesundheitskarte, damit das medizinische Versorgungszentrum sofort weiß, welche Gelder die Einheitskasse für Sie und

Sie und Sie und für mich noch bereitstellt. Patienten *aus-cashen* nennt man das!«

Der Bus biegt um die Straßenecke. Er ist bunt bedruckt und rappelvoll. Frau Müller hat keine wirkliche Chance auf einen Sitzplatz. Der ältere Herr bietet ihr seinen Arm an: »Das waren noch Zeiten, Frau Müller, damals, im geheizten Wartezimmer! Nicht wahr?« – »Sie Nostalgiker!«, murmelt Frau Müller.

18.
Inhumane Einsparungen IV

Der zahnlose Tiger und das Solidarsystem

Wir hatten noch über eine Stunde bis zum Abflug, als wir am Flughafen ankamen. Den ganzen Tag über hatte ich mit meinem Informanten über seine Erlebnisse gesprochen, hatte Beweise gesichtet, Ursachenforschung betrieben. Nun wollten wir nach dem Einchecken zusammen noch einen Tee trinken. Den Mann musste doch der gleiche Hunger quälen wie mich. Daher dachte ich nicht nur an meine eigenen Bedürfnisse, sondern besorgte auch meinem Gast ein Sandwich. »Nein danke«, wehrte er freundlich ab. »Ich denke, Sie haben Hunger?«, ermunterte ich ihn zum Zubeißen. Er lachte: »Ja, richtig, habe ich, aber ich bin doch ein zahnloser Tiger.« Erst jetzt realisierte ich, welche Folgen seine Erkrankung im Alltag hatte. »Wieder so ein Systemopfer des Gesundheitswesens«, dachte ich für mich. Was war geschehen?

2002 wurde bei Herrn K. ein STH (Somatotropin) mit Akromegalie (das ist eine ausgeprägte Vergrößerung der Körperglieder oder der vorspringenden Teile des Körpers) festgestellt. Hierzu zählen Hände, Füße, Unterkiefer, Kinn, Nase und Augenbrauenwülste sowie die Geschlechtsteile. Es handelt sich dabei um eine endokrinologische Erkrankung, die durch eine Überproduktion des

Wachstumshormons Somatotropin (STH) hervorgerufen wird. Von einer Million Einwohner erkranken pro Jahr ungefähr 3 bis 4 Menschen neu. In Deutschland gibt es ungefähr 3000 bis 6000 Patienten, die von dieser Erkrankung betroffen sind. Was sind die Ursachen dieser Erkrankung? Die Akromegalie, könnte man sagen, wird durch die unkontrollierte Produktion des Wachstumshormons STH hervorgerufen. In 95 Prozent der Fälle ist der Auslöser einer Akromegalie ein gutartiger Tumor des Vorderlappens der Hirnanhangdrüse, der aber eben im Nebeneffekt diese Wachstumshormone produziert. Wie macht sich das im Alltag bemerkbar? Ein Patient entdeckt zum Beispiel, dass er eine zunehmende Fehlstellung des Gebisses hat, und sucht deswegen den Kieferorthopäden auf. Diagnostiziert man Akromegalie, kann man davon ausgehen, dass die Lebensprognose deutlich eingeschränkt und die Sterblichkeit im Durchschnitt um das 2- bis 4-Fache erhöht ist. Vielfach taucht als Folgeerscheinung nämlich Bluthochdruck auf, zudem bekommt man häufig eine Zuckerkrankheit, die wiederum zu einer erhöhten Rate an Herz-Kreislauf-Erkrankungen führt. An Akromegalie zu erkranken ist jedenfalls kein Spaß.

Die Folge für den Patienten K.: Mit 50 Jahren musste er sich einer OP unterziehen. Die Ärzte versuchten das Tumorgewebe weitestgehend zu entfernen. Nun war es für die operierenden Ärzte alles andere als einfach, an den Tumor heranzukommen. Konkret mussten sie dem Mann über dem Gehörgang im vorderen Kopfbereich das Ohr abtrennen. Herr K. war sich dessen bewusst. Die Ärzte in der Berliner Charité hatten ihm eine klare Ansage gemacht. Herr K. ging auf Risiko. »Ich hatte mehr Angst davor, dass sie mir den Kopf aufmeißeln«, erzählte er mir, »als davor, dass ich für den Rest meines Lebens das Gehör auf der linken Seite verlieren würde.« Die OP verlief sehr gut, was die Entfernung des Tumorgewebes betrifft. Doch nun ist seine linke Gesichtshälfte gelähmt, und der Mann muss für den Rest seines Lebens mit der Einschränkung leben, auf der linken Seite taub zu sein. Das alles lag auf der Waagschale, und es war bekannt vor der OP. Die Chirurgen hatten es offen mit Herrn K. diskutiert und gemeinsam mit dem Patienten K. entschieden.

Die Probleme traten erst im Nachhinein auf. Durch die Lockerung der Zähne in Ober- und Unterkiefer wurden ihm ein Jahr nach der Operation gleich 18 Zähne auf einmal entfernt. Über einen Zeitraum von etwa einem Jahr lebte der Mann nun mit einer provisorischen Prothese; danach erfolgte die Anpassung für ein endgültiges Gebiss. Mehrfach hat der Zahnarzt allerdings darauf hingewiesen, dass es aufgrund der Lähmung der linken Gesichtshälfte sowie der Verformung des Unterkiefers wohl nie einen ausreichenden Halt geben werde. In dieser Hinsicht konnte von »endgültig« nur mit Anführungszeichen gesprochen werden. Dieser Umstand nun sollte noch bittere Folgen haben. Sämtliche Maßnahmen mit dem Ziel einer Gebisshaftung scheiterten nämlich. Herr K. hat keine gescheiten Zähne mehr. Zubeißen war einmal.

Seit nunmehr sechs Jahren versucht Herr K. – er ist aus beruflichen Gründen viel unterwegs – seine Mahlzeiten so auszuwählen, dass sein nicht haftendes Gebiss ihm nicht zum Verhängnis wird. Beißen Sie einmal in eine belegte Semmel mit einem nicht festsitzenden Gebiss! Mag dieser Umstand in einer Satiresendung oder »Verstehen Sie Spaß?« Lachmuskeln aktivieren, im All-

tag ist dieses Problem alles andere als lustig. Der zahnärztliche Rat lautete immer wieder: Wir müssen es mit
Implantaten versuchen; etwas anderes ist aussichtslos!
Implantate werden fest im Kiefer eingesetzt. Ein dem-
entsprechendes Angebot belief sich auf rund 23 000
Euro. »23 000 Euro«, sagt der freiberuflich tätige Mann,
der hart um das Nötigste für den Lebensunterhalt kämpft,
»wo soll ich die hernehmen, ohne eine Bank zu überfal-
len?«

Speziell im Unterkieferbereich war überhaupt kein
Halt für die Prothese zu bekommen. Hier konnte nur
durch Implantate geholfen werden. Das bestätigte Herrn
K. auch eine Zahnärztin, die auch als Gutachterin tätig
ist. Mangels eigener finanzieller Voraussetzungen fragte
Herr K. nun bei der Krankenkasse um eine Kostenübernahme für eine einfache Implantatversorgung nach. Die
Kasse sah das anders. Sie erließ einen Bescheid, wonach
die Kosten für eine Suprakonstruktion zwar übernommen würden, für die Implantatversorgung – sie ist die
notwendige Voraussetzung dafür – aber nicht. Zwar hat
Herr K. über das Bonusheft jahrelang regelmäßige Zahn-
arztbesuche nachgewiesen, und es stand auch außerhalb
jeder Debatte, dass sein Zahnproblem einzig und allein
die Folge der Tumorerkrankung war. Dennoch stellte
man sich stur. Der Ärztin, die nachhakte, wurde der Bescheid der Barmer Ersatzkasse mit den entsprechenden
Paragraphen aus dem SGB V begründet. Der eingelegte
Widerspruch, der sich auf eine durchaus auch im SGB V
beschriebene Ausnahmesituation bezog, wurde letztendlich vor dem Sozialgericht abgelehnt.

Das Verfahren vor dem Sozialgericht wurde an einem
bestimmten Tag angesetzt. Dieser Tag begann für Herrn
K. mit einer scheinbar endlos langen Wartezeit, bis es

endlich zum Aufruf seines Falles gegen die Barmer kam. Herr K. verbrachte sie mit dem Lesen des gerichtlichen Aushanges über die angesetzten Verhandlungen. Der Mann staunte, als er zwei Tatsachen miteinander in Verbindung setzte. Die erste Tatsache bestand darin, dass an diesem Tag ganze 30 Minuten für die Verhandlungen »Personen gegen Krankenkassen« vorgesehen waren. Die zweite Tatsache bestand darin, dass die Liste der Klage führenden Personen sehr lang war. »Hallo«, dachte sich Herr K., »wie wollen die denn auch nur einen einzigen Fall konkret betrachten und würdigen?« Spontan fühlte sich Herr K. an das erinnert, was er von der Hartz-IV-Klageflut an deutschen Gerichten gehört hatte. Aber schließlich wurde er doch aufgerufen. Die zuständige Richterin erkannte zwar die Situation und las aus dem Widerspruch der Krankenkasse folgende Passage vor: »Gemäß § 24 der Satzung haben die Versicherten gegenüber der Kasse Anspruch auf zahnärztliche und zahnprothetische Behandlung nach den gesetzlichen Bestimmungen des 5. Buches Sozialgesetzbuch (SGB V) (…) Welche Leistungen konkret unter den Begriff der zahnärztlichen Behandlung fallen, regelt § 28 SGB V. Dort heißt es: »Ebenso gehören funktionsanalytische und funktionstherapeutische Maßnahmen nicht zur zahnärztlichen Behandlung. Sie dürfen von den Krankenkassen auch nicht bezuschusst werden. Das Gleiche gilt für implantologische Leistungen, es sei denn, es liegen seltene vom gemeinsamen Bundesausschuss in Richtlinien nach § 92 Abs. 1 festzulegende Ausnahmeindikationen für besonders schwere Fälle vor, in denen die Krankenkasse diese Leistungen einschließlich der Suprakonstruktion als Sachleistung im Rahmen einer medizinischen Gesamtbehandlung erbringt.« Nach den Richtlinien des

Bundesausschusses in der ab 18.6.2006 in Kraft getretenen Satzung sind folgende medizinische Indikationen als Ausnahmeindikationen anerkannt: * größere Kiefer- oder Gesichtsdefekte, die ihre Ursachen in Tumoroperationen, Entzündungen des Kiefers, Operationen infolge von großen Zysten (…) oder Unfällen haben. * Wenn eine konventionelle prothetische Versorgung ohne Implantate nicht möglich ist (…)«

Die Richterin befand: »Für die Kasse sind die Ausführungen des Bundesrates in medizinischer Hinsicht richtungweisend. Insoweit steht fest, dass bei Ihnen eine Ausnahmeindikation im Sinne der Richtlinien nicht vorliegt. Die Kasse, die an die gesetzlichen Vorschriften des § 28 Abs. 2 SGB V und die hierzu ergangene Normen konkretisierende Richtlinie gebunden ist, hatte keine Möglichkeit, sich an den Kosten der Erbringung von Implantaten zu beteiligen …! (…)« Das heißt nun im Klartext: Zwar steht in den Richtlinien, dass auch eine Tumorbehandlung zu den Ausnahmeindikationen gehört, nur scheinbar nicht der Tumor von Herrn K. Die Sozialrichterin gab den Rat, neuerliche medizinische Gutachten vonseiten des Patienten K. erstellen zu lassen und damit ein weiteres Verfahren anzustrengen.

Herr K. ist kein Typ, der sich hängenlässt. Trotz der Erkrankung meistert er sein Leben. Als freiberuflicher Fahrer mit starker gesundheitlicher Belastung kann er wie gesagt seinen Lebensunterhalt eher schlecht als recht aufbringen. »Wenn ich unterwegs bin – und wann bin ich einmal nicht unterwegs? –, ernähre ich mich von Suppen, was will ich machen«, erzählt der sympathische Mann. Zu Hause sind bei jeder Zubereitung einer Mahlzeit Mixer und Pürierstab im Einsatz. Dass durch die jahrelange einseitige Ernährung in Breiform mittlerweile auch andere Organe in Mitleidenschaft gezogen wurden, dass dadurch Folgekosten für die Kasse entstanden, wurde wohl schlichtweg übersehen oder bewusst nicht registriert.

Hundert externe Mitarbeiter, die ganz oder teilweise von Unternehmen, Verbänden oder Gewerkschaften bezahlt wurden, arbeiteten in Bundesministerien und Bundeskanzleramt zwischen 2002 und 2006, räumte das Bundesinnenministerium aufgrund einer kleinen Anfrage ein. Es handelte sich dabei um Mitarbeiter der Krankenkassen und verschiedener großer Firmen: z. B. Deutsche Bank, Siemens oder DaimlerChrysler, E.on, BP, EADS, Wintershall … Laut Bundesinnenministerium wurden diese Mitarbeiter »auf Verschwiegenheit über alle Angelegenheiten, die ihnen bei der Tätigkeit in den obersten Bundesbehörden bekannt werden, verpflichtet«.

Angesichts solcher Fälle mache ich mir immer wieder Gedanken, was unser Solidarsystem noch wert ist, wo es mit immer größerer Sicherheit exakt dann ausfällt, wenn ein Schwacher es gerade einmal braucht. Aber ist es nicht genau dafür gedacht? Ich denke, die meisten Kassenpatienten haben nicht wirklich realisiert, dass die Einzahlungen ihrer Kassenbeiträge erst einmal überhaupt nichts mit ihnen selber zu tun haben. Solidarsystem heißt: Wir alle zahlen in diesen solidarischen Topf, damit ein Ausgleich geschaffen wird – jung für alt, gesund für krank. Der Gesunde, der gerade zu Leistungen fähig ist, ist in diesem Solidarsystem bereit, den Kranken, der gerade überfordert ist, mit seinen Beiträgen zu finanzieren. Der Ausgleich lebt von dem Gedanken, dass auch der Starke einmal schwach werden könnte, ohne dass er abstürzt, denn auch in seinem Fall würde es andere, dann Stärkere geben, die ihm unter den Arm greifen.

Eingriffe in die fragile Balance dieser gegenseitigen Verpflichtung sind Gift für jede Gesellschaft, und es muss deshalb schon breit thematisiert werden. Sie zerstören den Kitt zwischen den Menschen – und der heißt *Vertrauen*. Der starke Einzahler verliert das Vertrauen, dass sein permanentes »Opfer« sinnvoll ist, weil es ihn im Fall eigener Not rettet. Der Mensch in der Not verliert den Glauben an eine humane Gesellschaft, dank deren ihm im Fall eines Falles wirklich geholfen wird. Und beide verlieren den Glauben an den Staat, der keine andere Funktion hat, es sei denn ein verlässlicher Treuhänder ihrer Interessen zu sein. Wenn manche Politiker heute meinen, die Sozialsysteme seien einen Art »Tafelsilber«, das man verscherbeln könne wie die UMTS-Lizenzen, zeigt das nur, dass sie die fundamentalen Grundlagen unseres Staates und unserer Gesellschaft nicht begriffen haben.

19.
Gesundheit 2020

Ein Markt ohne Grenzen

Mit 63 Jahren ist Klaus Pohlmann noch total vital. Der Ingenieur hat sich vor acht Jahren die Firma ausgesucht, bei der er jetzt arbeitet. Nicht zuletzt hat ihn das Gesundheitskonzept des mittelständischen Unternehmens überzeugt. Denn dort gibt nicht der Inhaber, ein Geschäftsführer oder Chef den Takt vor, sondern der Gesundheitsmanager. Er stellt alles ab, was den Mitarbeitern zu schaffen macht – vom falsch eingestellten Bürostuhl bis zum Stress. »Schlechte Organisation, ruppige Vorgesetzte und übergroße Arbeitsbelastung sind Gift für die Seele«, heißt sein Credo. Natürlich sponsert der Betrieb Kurse im Fitnesscenter, stellt Räume für die Mittagsruhe bereit, bietet Entspannungsübungen während der Arbeitszeit an. Jedem steht zudem noch ein persönliches Gesundheits-Coaching zu. Das Neueste: Es gibt Zukunftsgespräche mit allen Mitarbeitern. Da geht es nicht nur um die beruflichen Entwicklungsmöglichkeiten jedes Einzelnen, sondern auch um »gesundheitliche Aspekte, denn die Arbeit, die für einen 30-Jährigen perfekt ist, kann einen 50-Jährigen über Gebühr belasten – oder ihn auch nicht mehr ausfüllen.«

Natürlich hat Pohlmann mit der neuen Arbeitsstelle auch den Krankenversicherer gewechselt. Der Neue ist mehr auf »Zack«; er hat neue Verträge mit »innovativen Versorgungsanbietern« geschlossen. Da geht man nicht mehr zu irgendeinem Arzt. Jetzt sucht der Ingenieur Praxisnetze und medizinische Versorgungszentren auf, wenn ihm wirklich etwas fehlt. Denn die bieten Qualität, die überprüfbar ist und die er als Laie nachvollziehen kann. »Transparenz« heißt das. Nur für die Zahnbehandlung hat er schon im Jahr 2012 eine Zusatzversicherung abgeschlossen. Damals strich die Politik diese Leistungen ganz aus dem Katalog der Krankenkassen. Sonst ist er abgesichert – bei stabilem Beitrag. Die Mieteinnahmen eines geerbten Hauses und die Zinseinkünfte aus der Hinterlassenschaft seines Vaters werden allerdings mit veranschlagt. Fazit: Er zahlt viel Geld für die Gesundheitsversorgung, bekommt aber dafür gute Leistung.

Pohlmanns Frau Simone ist Hausärztin. Natürlich arbeitet sie nicht mehr in einem dieser Altbaupraxen. Sie ist Angestellte in einem der innovativen Zentren. Arztpraxen gibt es kaum mehr welche. Die 61-Jährige »genießt« den täglichen Austausch mit Kollegen sämtlicher Fachrichtungen, die sich im MVZ ergänzen. Die meisten Patienten betreut sie (aber) ohne Rücksprache mit dem Team. Nur in Spezialfällen holt sie den Rat ihrer fachärztlichen Kollegen ein oder überweist die Patienten direkt an die Fachärzte. Die Mittagspause wird zur interdisziplinären Besprechung genutzt. Sie schwärmt von der Zusammenarbeit mit studierten Pflegefachkräften, Physiotherapeuten, Sozialarbeitern, Präventionsmanagern, Psychologen und Betriebswirten. Chronisch Kranke, für die man medizinisch nicht mehr viel tun kann, landen gleich bei den Fall- oder Casemanagern. In deren Hand liegt die gesamte Koordination der Versorgung –

von Informationstagen, Schulungen, kleineren Routineuntersuchungen bis hin zum Hausbesuch. »Vitalia«, das Generalunternehmen Gesundheit, betreibt das MVZ. Es ist aus Klinikverbünden entstanden und liefert »Gesundheitsversorgung aus einer Hand«. Simone Pohlmann ist nur für das Medizinische zuständig. Ihre Patientendaten gibt sie in das optimierte Computersystem ein; sie kann die Daten auswerten und mit Informationen aus anderen Vitalia-MVZ vergleichen. Weichen Informationen voneinander ab, werden die Gründe dafür aufgespürt. Danach verbessert das Personal die Versorgungsqualität. Den Kontakt zu ihren Patienten (wie übrigens auch zu den Fallmanagern) pflegt Frau Doktor häufig via Telefon-Video-Beratung, per E-Mail oder über die Webcam. Die Patientenakte – Krankheitsverläufe, Röntgenaufnahmen, Blutproben, Gewebeschnitte – kann sie auf ihrem Bildschirm ebenso einblenden wie Fachartikel und Leitlinien. Vorteil: »Manchen Patienten erspart sie den Weg in die Praxis. Diese sind zu Hause in ihrer eigenen Umgebung und entspannt, was Simone Pohlmanns Arbeit sehr erleichtert.«

Die 77-jährige Erika Klein muss sich vor ihrer anstehenden Hüftoperation um nichts kümmern. Der OP-Fallmanager des MVZ übernimmt das für sie. Er kennt alle Statistiken der Kliniken, mit denen sein Unternehmen zusammenarbeitet. Die Seniorin kann sich also informiert entscheiden. Dann erfährt sie, was vor und nach dem Eingriff auf sie wartet: »OP-Vorbereitungskurse, Rehabilitation, Nachbereitung, ärztliche Betreuung, ein ambulantes Team aus Pflegefachkraft, Krankengymnastin und Haushaltshilfe. In der Reha können Angehörige sogar preiswert übernachten und mithelfen, dass die Rekonvaleszenz noch besser gelingt. Und die Physiotherapeutin studiert schon vor der OP die Übungen mit der Patientin ein.«

So weit die beiden Geschichten. Hoffentlich haben Sie nicht den Glauben an mich verloren, als Sie meiner paradiesischen Schilderung gefolgt sind. Nein, diese Vision ist nicht in meinem Kopf entstanden. Und sie wird so auch nie eintreten. Die hier zusammengefassten »Geschichten« sind Fiktion, frei erfunden, heißt es. Nachzulesen sind sie im Zukunftsmagazin Zwanzig Zwanzig der Bertelsmann Stiftung. Die Hochglanzbroschüre zur künftigen Gesundheitsversorgung ist im August 2007 erschienen. Man habe da nur Trends aufgegriffen, die sich heute schon abzeichnen, machen die Autoren glauben.

Das Zukunftsszenario der Bertelsmann Stiftung halte ich für Propaganda, um den Menschen jenen verhängnisvollen Systemwechsel schmackhaft zu machen, der sich gerade vollzieht.

Natürlich bedeutet Markt immer nur eines: Geld verdienen, um Anteilseigner mit einer Rendite zu befriedigen. In der Sozialgeschichte unseres Landes haben weise Menschen aber das Thema Gesundheit aus den allertriftigsten Gründen aus dem Markt herausgehalten, sonst wären wir immer noch im 19. Jahrhundert, in dem man an bestimmten Krankheiten starb, wenn man kein Geld hatte, sich einen Arzt zu kaufen. Aber dorthin kommen wir wieder, auch wenn es in Bertelsmann-Studien nicht vorgesehen ist.

Aber betrachten wir einfach aufmerksam, was da an faktischen Momenten »gelüftet« wird. Das Codewort lautet »Versorgung«. Ich kann nur immer wieder auf die falschen Untertöne dieses Wortes hinweisen. In dem Wort steckt das hochchristlich aufgeladene Urwort »Sorge«, gegen das keine Menschenseele etwas haben kann.

Eltern sorgen sich um ihre Kinder; Kinder sorgen sich um ihre Eltern. Das ist humaner Grundbestand, die Essenz liebevoller Zuwendung. Wo Liebe da ist, sorgt man sich umeinander. Wenn aus »Sorge« das Wort »Ver-Sorgung« wird, höre ich den preußischen Amtsschimmel wiehern. Da wird aus Liebe ein einklagbarer, knallender Rechtstitel: »Ich habe ein *Recht auf Versorgung!*« Der Staat schuldet Versorgung. Natürlich muss Versorgung sein, wo die Sorge versagt. Dafür ist ja der Staat da. Aber wie schnell wird aus der Hilfskonstruktion »Versorgung« ein totalitäres System, das knechtet statt dient, versklavt statt befreit, ausbeutet statt hilft. Ob das nun die »integrierte Versorgung« ist oder die »flächendeckende Versorgung«: Ich höre da Befehl, Gehorsam, Kontrolle und durchgehend Angst um die menschliche Behandlung bei den Bürgerpatienten und Existenzangst bei den niedergelassenen Ärzten.

Man erfährt doch immerhin, wer die Versorgung dann steuert. Es sind die Betriebswirte und Fallmanager. Man erfährt auch, an welchen Kriterien sie sich zu orientieren haben. Ihre Benchmark ist der Kostenvergleich mit anderen Zentren oder Kliniken des Unternehmens. Die gängige Methode lautet: Einen Betrieb, hier MVZ oder Klinik, gilt es betriebswirtschaftlich zu optimieren, um ihn im Wettbewerb als das Maß aller Dinge zu etablieren. Dazu müssen die ökonomischen Ziele erreicht werden, und zwar so schnell wie möglich. Das erreicht man am schnellsten, indem man die Kostentreiber herausfindet und an diesen Stellschrauben dreht. Nun kann Siemens seine Handysparte einstellen, eine Uniklinik aber nicht die Onkologie. Krebspatienten aber sind ein Kostenfaktor. Ein guter Patient ist ein Patient mit kurzer Verweildauer und unklarer Diagnose. Es gibt aber Patienten, die bleiben, eben weil sie eine vollkommen klare Diagnose haben. Und weil das so ist, spielen in der schönen neuen Gesundheit 2020 Patienten mit komplizierten Verletzungen, dauerhaften Beschwerden, chronischen Erkrankungen wohl keine Rolle.

Doch wen kann so eine PR-Aktion überzeugen? Betrachten wir einmal die Bertelsmann AG genauer. Als größter europäischer Medienkonzern weiß er um seine Einflussmöglichkeiten auf die Öffentlichkeit. Die Gesellschaft umfasst immerhin 120 Buchverlage, TV- und Radiosender wie RTL, den Magazinverlag Gruner & Jahr mit 500 Titeln, Druckereien, 700 Buchhandlungen und Medienclubs sowie den weltweit größten Medien- und Kommunikationsdienstleister, die 100-Prozent-Tochter Arvato AG. Spannend im Zusammenhang von Einflussnahme ist aber vor allem, ich sagte es oben schon, die gemeinnützige Stiftung, und die hält immerhin 76,9 Prozent der Unternehmensaktien. Gerhard Schröders »Agenda 2010« haben die Gütersloher maßgeblich mitgeprägt. Am ganz großen Reformrad rund um das Gesundheitswesen drehen sie ebenfalls schon lange und intensiv. Die generellen Ziele seines Wirkens hat der verstorbene Patriarch Reinhard Mohn nie verheimlicht. Bertelsmann verfügt nach Mohns Willen über …

- eine korporatistische Unternehmenskultur, in der absolute Loyalität gegenüber dem Eigentümer an erster Stelle steht;
- sie engagiert sich für ein Zurückdrängen des Staates; will mehr Effizienz durch Wettbewerb, vor allem dort, wo kein oder nur ein eingeschränkter Markt existiert – etwa im öffentlichen Bereich (Schulen, Hochschulen, Verwaltung, Gesundheitswesen);

- sie will das Eindämmen des als überholt und aus-
  ufernd betrachteten Sozialstaats.

An seine Stelle tritt die Eigenverantwortung jedes Einzelnen. Konzernchefin und Stiftungsvorstandsvize Liz
Mohn formuliert die »Mission« ihres Imperiums: »Der
anonyme Wohlfahrtsstaat hat ausgedient, an seine Stelle
tritt der soziale Staat, der vom bürgerschaftlichen Engagement und vom solidarischen Verhalten aller lebt. Dass
möglichst viele verantwortungsvoll ihr Können in den
Dienst der Gemeinschaft stellen, das macht den Staat auf
Dauer lebensfähig.« Klingt überzeugend. Kenner und
Kritiker erkennen aber auch den Pferdefuß in ihrem Ansatz: Wo ist in diesem idealen Konzept derjenige, der
sich unverschuldet außerhalb möglicher Selbstbeteiligung bewegt? Ist der gut klingende Abschied vom an-
onymen Wohlfahrtsstaat am Ende doch der Anfang einer
neuen Ungleichheit? Kaschiert er nicht eher die wegbre-
chende Mitte? Was hat uns denn der neoliberale Ansatz
in den letzten dreißig Jahren anderes beschert, als dass
die Reichen immer reicher und die Armen immer ärmer
wurden? Jeder engagiert sich, wie er gemäß seinen finanziellen Möglichkeiten kann. Klingt gut. Klingt es
aber auch noch gut, wenn das bedeutet: Wer viel vermag,
entscheidet mehr? Am Ende heißt es dann: Wer zahlt,
schafft an. So lange, bis die Unzufriedenheit der vielen
zur Gärung kommt und unter Blut und Tränen das nächste halbwegs gerechte Sozialsystem geboren wird.

Und wie mischt sich der Mediengigant und seine Stiftung mit 300 Mitarbeitern und einem Jahresetat von
knapp 84 Millionen Euro (2007) nun ein? Die Sorge um
das »Gemeinwohl« bildet die nach außen propagierte
Antriebsfeder. Das Angebot beschreibt Reinhard Mohn

so: »Wir helfen der Politik, dem Staat und der Gesellschaft, Lösungen für die Zukunft zu finden.« Um sie Entscheidern nahezubringen, veröffentlicht die Stiftung Studien, Gutachten, Umfragen, lädt zu Konferenzen und Tagungen ein, lobt medienwirksam Preise aus, erstellt Rankings und Benchmarks. Sie bildet Netzwerke und formt lose Zusammenschlüsse aus Wissenschaftlern, Managern, Politikern fast aller Parteien, aus Ministerialbürokraten, einflussreichen Personen in Institutionen und Organisationen sowie aus Kulturschaffenden – in Deutschland, Europa und weit darüber hinaus. Wer mitzieht, dem wird die Mitarbeit gewiss nicht schaden. Wer sich verweigert, wird ignoriert. Der Kritik an ihrem Weg stellen sich die Leiter und Lenker der Stiftung ganz bewusst nicht.

Für den Gesundheitsbereich hat Mark Wössner, der frühere Vorstandschef der Stiftung, die Absichten im Jahr 2000 einmal dargelegt – es war bei der Verleihung des Carl Bertelsmann-Preises. Der ging damals zu gleichen Teilen an die »reformfreudigen« Nachbarländer Schweiz und Niederlande. Die Eidgenossen hatten die Kopfpauschale, heute beschönigend Gesundheitsprämie genannt, eingeführt, die Holländer ein System der Primärversorgung. Wössner geißelte das deutsche System: »Die Leistungen liegen im internationalen Vergleich zurück, bei den Kosten nimmt Deutschland aber eine Spitzenposition ein. Das Preis-Leistungs-Verhältnis stimmt nicht mehr!« Er knöpfte sich die Strukturen vor: mangelnder Wettbewerb und Ineffizienz. Er forderte Gesundheitspolitiker und Verbandsvertreter auf, nicht weiter an Symptomen herumzukurieren, sondern das System grundlegend zu reformieren.

»Bevor ein Vermerk den Minister erreicht, ist er schon bei der Energiewirtschaft und bei der Pharmaindustrie oder wo auch immer. Ich habe mir das aus der fernen Provinz wirklich nicht so vorstellen können!« So äußerte sich 2006 unser heutiger Bundesinnenminister Thomas de Maizière (CDU), damals Chef des Bundeskanzleramtes, zu dem Einfluss von Lobbyisten auf den Gesetzgebungsprozess.

Was man bei diesem Spiel ohne Volk immer im Auge haben sollte: Rein prognostisch gesehen ist das Gesundheitswesen eine der wenigen dauerhaft sicheren Wachstumsbranchen. Man spricht von einer Prognosesicherheit für einen Zeitraum, der sich über die nächsten 40 Jahre hin erstreckt. Heute geben die Deutschen rund 250 Milliarden Euro für ihre Gesundheit aus. Für die Leute in unserem Land ist das die gefühlte Belastbarkeitsgrenze. Nicht aber für die Konzernprognostiker. Die sehen das erreichbare Gesundheitsvolumen bei etwa 500 Millionen Euro. Mit anderen Worten: Wenn es nach dem Willen der Gesundheitsindustrie geht, soll uns Patienten die Gesundheitsversorgung der Zukunft genau doppelt so teuer zu stehen kommen als heute. Nun wird vielleicht der eine oder andere einwenden, damit werde man gewiss den Entwicklungen der modernen Hochleistungsmedizin Rechnung tragen, in Forschung investieren und einen einzigartigen gesundheitlichen Standard bei der Bevölkerung erreichen. Das ist leider blauäugig gedacht. Zur selben Zeit, in der sich die Strategen die Volumina hochrechnen, erwarten sie sich Renditesteigerungen durch Kosteneinsparungen, durch Automatisierung, Standardisierung und Personaleinsparung. Während diese Planspiele laufen, ertönt die politische Beschwichtigung. Dafür sind sie noch da, die Politiker: für die öffentlichkeitswirksame Verkaufe. Das Heft des Handelns haben sie schon längst aus der Hand gegeben. Diese ganzen Erschwernisse, sie seien den üblen Zeiten geschuldet, den miesen bisherigen Strukturen, der rückständigen alten Medizin, der demographischen Entwicklung. Nur durch Effizienzsteigerung und Wettbewerb könne man die Ausgaben wirksam senken. Der Wähler glaubt es zunehmend weniger, aber er beißt die Zähne zusammen und schluckt auch noch die x-te Maßnahme, als hätte er je vernommen, dass eine von ihnen tatsächlich etwas gebracht hat. Das ist die neoliberale Art, politisch auch noch den letzten Kredit zu verspielen.

Das Motiv klingt banal, ist aber die größte Triebkraft auf diesem Planeten: Mit Gesundheit kann man Geld verdienen, viel Geld. Viel mehr Geld, als man etwa mit Autos oder Computern verdienen kann. Fast so viel Geld wie mit Ölquellen, wenn einem nicht gerade Bohrinseln absaufen. Schließlich will fast jeder um jeden Preis gesund, fit, leistungsfähig sein. Gesundheit, sagt ein Spruch, ist nicht alles, aber ohne Gesundheit ist alles nichts. Mit anderen Worten. Die Bereitschaft zur freiwilligen Entgeldung ist fast grenzenlos.

Nehmen wir einmal an, die Interessen der Bertelsmann Stiftung decken sich nicht mit den Interessen der Gesamtbevölkerung – wie setzt man die Interessen dann trotzdem durch? Antwort: Man muss geschickter trommeln. Man muss die Meinungsführerschaft gewinnen. Sprache ist das zentrale Vehikel. Man muss die Worte erobern, muss alle Vokabeln besetzen, die so tun, als würde sich etwas Positives, Zukunftsträchtiges, Menschenfreundliches, Schönes, Hilfreiches, Verantwortliches, Treusorgendes für die Leute ereignen. Noch einmal erinnere ich an den Trugsprech um die »Integrierte Versorgung«! In Wahrheit geht es um die flächendeckende Installation einer wahrhaft »integrierten«, weil staatlich gestützten Abzocke. Und man muss einflussreiche Menschen vor seinen Karren spannen. Solange sie die gleiche Richtung verfolgen, sind sie nützlich, selbst wenn ihre Motive mit der Bertelsmann-Mission nicht hundertprozentig übereinstimmen. Zunächst zu den Menschen:

Sophia Schlette? Noch nie gehört? Die Politikwissenschaftlerin mit einem Master-Abschluss in Gesundheitswissenschaft (Harvard University/USA) ist seit 2002 bei der Bertelsmann Stiftung. Sie koordiniert deren gesundheitspolitische Aktivitäten, die von Reinhard Mohns Tochter Brigitte, ebenfalls Politikwissenschaftlerin, geleitet werden. Zuvor war Schlette Mitarbeiterin der damaligen Grünen-Abgeordneten Monika Knoche (Karlsruhe), von 1998 bis 2002 in ihrer Fraktion zuständig für Gesundheitspolitik. Die Badenerin haderte jedoch mit der Zustimmung ihrer Partei zum Afghanistaneinsatz der Bundeswehr und kehrte 2002 nicht mehr ins Parlament zurück. 2005 versuchte sie eine neue Politikkarriere und saß wieder im Bundestag, via sächsische Landesliste der Linkspartei. Ihre frühere Mitarbeiterin schlug einen ganz anderen Weg ein, Als Knoche wieder im Bundestag Reden hielt, hatte Schlette längst das »Internationale Netzwerk Gesundheitspolitik und -reform« aufgebaut. Sie leitet diesen Expertenzirkel, dem Wissenschaftler aus 20 Industrieländern – von Australien bis zu den USA – angehören. Die Aufgabe: Zweimal im Jahr zu erheben, wie und weshalb sich Gesundheitssysteme entwickeln oder verändern, wie formelle und informelle Entscheidungsprozesse ablaufen, welche Modellprojekte und Innovationen sich aus Sicht der beteiligten Gesundheitsökonomen als die besten erweisen, um deren Resultate rasch und effizient zu verbreiten. »Gesundheitsmonitor« heißt dieses Papier, das Expertenumfragen mit objektiven Sachverhalten und subjektiven Einschätzungen der Verfasser mischt. Die gewonnenen Erkenntnisse sollen direkt in die Entscheidungsprozesse der jeweiligen Länder einfließen. Partner des »Monitors« in Deutschland ist der Fachbereich »Management im Gesundheitswesen« der TU Berlin. Sein Leiter, Professor Reinhard Busse, fungiert zugleich als Berater dieses Bertelsmann-Netzwerks.

Sophia Schlette hat auch zahlreiche Expertentreffen arrangiert, um »deutsche Entscheider« über Modellversuche aufzuklären und Reformvorhaben vor allem zu den Themen »Integrierte und Primärversorgung oder »erfolgsorientierte Honorierung« der Ärzte anzukurbeln. Dazu bedarf es messbarer Größen oder Daten. Medizin soll also vor allem nach Leitlinien betrieben werden. Spätestens 2004 knüpft Schlette Kontakte zum Führungsstab des US-Gesundheitskonzerns Kaiser Permanente (KP). Man trifft sich innerhalb von vier Jahren zu fünf Seminaren und Workshops. Daraus resultiert eine transatlantische Experteninitiative zum Thema Primärversorgung. In Deutschland heißt das: hausarztzentrierte Versorgung, der Hausarzt lotst also den Patienten durch das System. Mit von der Partie: Prof. Jochen Gensichen, Direktor des Instituts für Allgemeinmedizin des Uniklinikums Jena. Bereits Anfang Januar 2007 bietet die Bertelsmann Stiftung in Berlin die Gelegenheit zum zweitägigen »Wissensaustausch« mit Kaiser Permanente. Was ein integriertes Versorgungssystem ausmacht, fasst Vorstandsmitglied Jay Crosson zusammen:

- Zugriff des gesamten Personals auf die einheitliche elektronische Patientenakte.
- Gesundheitsversorgung findet vor, zwischen und nach ärztlicher Behandlung statt.
- Die Qualität wird ständig gemessen und verbessert.
- Ärzte und Pflegepersonal müssen über Kosten und Qualität Rechenschaft ablegen.
- Der Betreiber des integrierten Versorgungssystems ist in der Lage, langfristig zu investieren.

Erfolg, so Crosson, stelle sich aber nur ein, wenn Ärzte Verantwortung im Unternehmen tragen, als Führungs-kräfte über Managementkenntnisse verfügen, flexible Gehälter – sprich: Gewinnanteile – enthalten und wenn sich die Ergebnisse von Ärzten und Arztgruppen vergleichen lassen, um damit die »Produktivität« zu erhöhen. Hä? Spätestens hier sollte bei 50 Millionen Deutschen das Hirn anspringen. Was stellt eine Firma wie Kaiser Permanente her, wenn sie »Integrierte Versorgung« betreibt?

Franz Knieps, bis zur Bundestagswahl 2009 Abteilungsleiter »Gesundheitsversorgung« im Bundesministerium für Gesundheit, überbringt bei der Tagung den »amerikanischen Freunden« einen »herzlichen Willkommensgruß« seiner Chefin Ulla Schmidt und fügt hinzu, die SPD-Ministerin sei an einer engeren Zusammenarbeit deutscher und amerikanischer Experten interessiert, um die Qualität und Effizienz des Gesundheitswesens zu verbessern.

Mitte Oktober 2007 veranstaltet die Bertelsmann Stiftung eine 7-tägige Studientour für US-Gesundheitsfachleute durch Deutschland. Unter den Teilnehmern befinden sich auch zwei Kaiser-Permanente-Führungskräfte.

Sophia Schlette ermöglicht dem illustren Kreis aus Übersee einen Einblick in das deutsche System auf Topniveau. Da erläutert Franz Knieps die jüngsten Reformen; da stellt Professor Peter Sawicki das Institut für Qualität und Wirtschaftlichkeit im Gesundheitswesen vor; Professor Volker Amelung berichtet als Vorstandschef des Bundesverbands Managed Care über Initiativen zur Nutzung der Informationstechnologie in der Krankenversorgung (Telemedizin und elektronische Gesundheitskarte) – der Ökonom lehrt übrigens an der Medizinischen Hochschule Hannover Gesundheitsmanagement und Gesundheitssystemforschung. Vorgestellt wird auch die älteste Poliklinik in Berlin (MVZ), die zum Sana-Konzern gehört. Nicht fehlen darf Wolfgang Pföhler, Vorstandschef der Rhön-Klinikum AG. »Kostencenter, Profitcenter, Patientenhotels oder nur Tertiärdienstleister?«, lauten die Stichworte zu seinem Vortrag über die Zukunft der Krankenhäuser.

Und natürlich gibt sich beim Galadiner Ulla Schmidt selbst die Ehre. Man kennt sich. Die Ministerin weilte erst Ende Juli 2007 bei Kaiser Permanente im US-Staat Kalifornien und zählt das Unternehmen zu den Vorbildern: »Davon können wir eine Menge lernen.« Was? Ärzte, Pflegekräfte, Apotheker, Versicherer kooperieren. Sie sind bei einem Konzern angestellt. Wäre dies in Deutschland ein Fall für das Bundeskartellamt? Nein. Schmidt: Das deutsche System sei zu fragmentiert, aufgesplittet, vor allem in einen ambulanten und stationären Bereich. Das Lieblingswort der Bertelsmann Stiftung hat die Ministerin verinnerlicht: »Integrierte Versorgung«. Und sie kündigt an: »Wir werden das durchsetzen.«

Sophia Schlette berät die SPD-Politikerin zu diesem

Zeitpunkt seit einem halben Jahr als Teilzeitmitarbeiterin in der politischen Stabsstelle des Ministeriums. Das Engagement dauert bis September 2008. Die Bertelsmann-Expertin unterstützt die Oberbehörde während der EU-Präsidentschaft und speist »gelungene Reformprojekte« aus anderen Ländern ein. Sie verfasst Reden der Ministerin in englischer Sprache und organisiert diese und eine zweite Reise in die USA.

Ulla Schmidt hat die plakativen Worthülsen ihrer Ratgeber übrigens fix übernommen. In ihrer Analyse des deutschen Gesundheitswesens tauchten stets Begriffe wie Fehl-, Unter- und Überversorgung auf, sie redete gern vom fragmentierten System, dem nur eine Integrierte Versorgung aus einem Guss oder – wahlweise – aus einer Hand abhelfen könne.

Zurück zur deutsch-amerikanischen Gesundheits-Tour: Am letzten Vormittag präsentiert sich dem um Brigitte Mohn erweiterten Teilnehmerkreis eine »informelle Initiative«, die sich »G 2020« nennt und eine »Vision« des Gesundheitswesens im Jahr 2020 entwickelt. Nur ein Schelm könnte darauf kommen, dass die 13 Mitglieder etwas mit der oben zitierten PR-Broschüre der Bertelsmann Stiftung zu tun hätten. Die als »nächste Generation der Politikgestalter« angekündigten Damen und Herren treffen sich zweimal im Jahr, um ihre Vorstellungen zu entwickeln (oder gar abzustimmen?). Der Gruppe gehören an:

• Prof. *Ferdinand Gerlach*, Direktor des Instituts für Allgemeinmedizin der Universität Frankfurt/Main, seit 2007 Mitglied des Sachverständigenrats der Bundesregierung zur Begutachtung der Entwicklung des Gesundheitswesens und Vizepräsident der Gesellschaft für Allgemein- und Familienmedizin (DE-GAM), um nur ein paar seiner zahlreichen Tätigkeiten zu nennen;

- Prof. *Joachim Szecsenyi*, Direktor der Abteilung Allgemeinmedizin und Versorgungsforschung der Uniklinik Heidelberg sowie Geschäftsführer des Instituts für angewandte Qualitätsförderung und Forschung im Gesundheitswesen, kurz Aqua;
- *Christoph Straub*, bis 2009 Vizechef der Techniker Krankenkasse, jetzt Vorstandsmitglied für ambulant-stationäre Regelversorgung der Rhön-Klinikum AG;
- *Bernhard Gibis*, Dezernent der kassenärztlichen Bundesvereinigung für Versorgungsqualität;
- *Günther Jonitz*, Präsident der Berliner Ärztekammer;
- *Otmar Kloiber*, Generalsekretär der Weltärztevereinigung;
- *Timm Volmer*, Direktor beim Pharmakonzern Wyatt;
- *Carola Reimann*, gesundheitspolitische Sprecherin der SPD-Bundestagsfraktion;
- *Fanz Knieps*, inzwischen Mitarbeiter der Unternehmensberatung Wiese Consult;
- *Sabine Richard* von der AOK Berlin;
- *Thomas Ruprecht*, Projektmanager bei der Techniker Krankenkasse, und
- *Matthias Gruhl*, Abteilungsleiter beim Bremer Gesundheitssenator.

Bei diesem geballten Sachverstand dürfte die erarbeitete Vision wohl kein Trugbild bleiben. Zu viele Namen? Bleiben wir kurz bei den genannten zwei Professoren. Sie sind gute Bertelsmann-Bekannte. Beide haben 2004 in einem gemeinsamen Projekt der Stiftung und des Aqua-Instituts zusammen mit ihrem holländischen Kollegen Richard Grol das EPA entwickelt, ein europäisches Qualitätsmanagement- und Zertifizierungsverfahren für Arztpraxen. Es mag sich nicht massiv von anderen Prüfmethoden unterscheiden. Doch als einzigartig stellten die Autoren bereits vor sechs Jahren heraus, dass es den »Zugang zu einer kontinuierlich wachsenden Benchmarking-Datenbank« erlaubt, detailliert und anonym, versteht sich. Die Vergleichsdaten zeigen sofort Schwächen und Stärken jeder Praxis auf und weisen den Weg zur Optimierung der Abläufe. Sicher ist allerdings auch: Für individuelle Patienteninteressen haben betriebswirtschaftliche Kenngrößen nichts übrig. *Wer ihnen nicht folgt, dürfte aber kein Zertifikat erhalten.* Praxissiegel nennt es die Bertelsmann Stiftung. Eine von ihr gegründete »Stiftung« vergibt es. Wie hilfreich.

Das Aqua-Institut, 1993 von Wissenschaftlern der Universitäten Göttingen und Hannover gegründet, hat sich inzwischen gewaltig gemausert. Es ist (damit es – nomen est omen – stets »flüssig« ist?) nicht nur offizieller Partner der Bertelsmann Stiftung, sondern seit neuestem auch beauftragt, die Qualität im gesamten deutschen Gesundheitswesen zu sichern. Die Kontrolle erstreckt sich auf alle Krankenhäuser und sämtliche Arztpraxen. Untersucht werden die Behandlungsverläufe im Auftrag des Staates also durch ein privates Institut. Das Wettbewerbsstärkungsgesetz hat dies ermöglicht. Die Vorgabe: Der Gemeinsame Bundesausschuss (G-BA), in dem Krankenkassen, Klinikbetreiber und Kassenarztfunktionäre sitzen, sollen dieses Projekt an »eine fachlich unabhängige Institution« vergeben, die bereits Erfahrungen auf diesem Gebiet gesammelt habe. Das Gremium hat das Aqua-Institut der BQS (Bundesgeschäftsstelle Qualitätssicherung) vorgezogen. Diese von den Klinikträgern, den

Krankenkassenverbänden und der Bundesärztekammer im Jahr 2000 gegründete Organisation hat fast ein Jahrzehnt lang die stationäre Behandlungsqualität geprüft, sechs Jahre im Auftrag des G-BA. Doch plötzlich war es nicht mehr gut genug. Ein Schelm auch hier, wer sich dabei was denkt.

Kaum hatte sich die Selbstverwaltung im Gesundheitswesen selbst ein Bein gestellt, protestierten die Bundesärztekammer – sie saß nicht am Tisch, sondern die Kassenärztliche Bundesvereinigung – und die Krankenhausgesellschaft gegen den Beschluss. Doch der G-BA wusste, was er tat, denn im Vorfeld hatte der Sprecher der Bundesarbeitsgemeinschaft der Patientenstellen und Patienteninitiativen, Gregor Bornes, vor der Entscheidung zugunsten Szecsenyis GmbH gewarnt:

»Wer hierfür den Zuschlag bekommt, wird in den nächsten Jahrzehnten bestimmen, was Qualität in der Gesundheitsversorgung ist.« Der Protest mündete in einem Gerichtsverfahren, das die Aqua-Gegner jedoch verloren. Inzwischen hat die Bertelsmann Stiftung auch erreicht, dass der G-BA von ihm erhobene Klinikqualitätsdaten an sie weiterleiten muss. Sie baut in Kooperation mit der Bundesarbeitsgemeinschaft der Selbsthilfeorganisationen, dem Forum chronisch kranker und behinderter Menschen im Paritätischen Wohlfahrtsverband, dem Sozialverband VdK und dem Bundesverband der Verbraucherzentralen die sogenannte »Weiße Liste« auf, eine Internetplattform, die Kliniken nach ihren Versorgungsqualitäten beurteilt. Ziel: Wettbewerb.

Wer über alle Behandlungsdaten verfügt, und seien sie noch so anonym, kann also durchaus massiven Einfluss auf die Patientenströme nehmen. Prof. Gerlach ist mit der Allgemeinmediziner-Gesellschaft bei der Weiterbildung dieser Primärärzte dabei. Die Fachgesellschaft liefert überdies die Leitlinien, nach denen diagnostiziert und therapiert wird. Wie frei sie von Einflüssen anderer Spieler am Pokertisch um das Gesundheitssystem sind, wird noch geklärt. Noch gibt es genug Ärzte, die gegenüber gefährlichen Einflüsterern kritisch eingestellt sind.

Ach ja, Sophia Schlette hätten wir fast aus den Augen verloren. 2009 hat sie ein Sabbatjahr bei ihrer Stiftung eingelegt. Und? Wo war sie? Richtig, im Institut für Gesundheitspolitik des US-Rundum-Versorgers Kaiser Permanente, fungierte dort als internationale Seniorberaterin. Natürlich vergisst sie den alten Kontinent nicht und stellt im März 2009 in Berlin das »Bellagio-Modell« zur Primärversorgung vor, benannt nach dem Ort am Comer See, an dem sich 24 Experten aus neun Ländern erstmals trafen. Ihre Referenz: Sie müssen keineswegs Jahrzehnte in einer Hausarztpraxis Patienten behandelt, sondern Erfahrungen beim Einführen neuer Erstversorger-Projekte gesammelt haben. So formuliert die Bertelsmann Stiftung ihre Anforderungen an die Gruppe, zu der Prof. Gensichen aus Jena und Prof. Norbert Donner-Banzhoff von der Universitätsklinik Marburg gehört. Diese befindet sich im Besitz der Rhön-Klinikum AG.

Welche neuen Erkenntnisse hat die Gruppe gewonnen? Mit Verlaub, so gut wie keine. Dafür greift sie bei ihren Forderungen zur Versorgung chronisch Kranker wieder auf den Leib- und Magenbegriff der US-Gesundheitsökonomie zurück: populationsorientierte Primärversorgung. Wie sieht diese aus: Gesundheitsmanagement wird für einen festgelegten Bevölkerungsteil betrieben. Das schließt Vorsorge für Gesunde ein. Die Behandlungsqualität wird mit Zertifizierungsverfahren gesichert. Leitlinien sollen auf evidenzbasierten Studien – also dem Nachweis der Wirksamkeit einer Therapie – beruhen. Die elektronische Patientenakte liefert die Krankendaten. Standardisiert sollten sie sein (Benchmark). Gesundheits- und soziale Dienste arbeiten Hand in Hand. Arzthelferinnen oder Krankenschwestern übernehmen medizinische Routinetätigkeiten. Qualitätszirkel und Fortbildung, Honorare in Form von Kopfpauschalen samt zusätzlicher Anreize ergänzen die Vorschläge. Unter Transparenz versteht man bei Bertelsmann übrigens nur Qualitätskontrolle wie in einem Produktionsbetrieb.

Kennen wir diese ganzen Visionen, Konzepte und Vorschläge nicht schon? Aber sicher. Statt eines Kopfgelds für jeden Patienten einer Region (in den USA heißt das »Capitation«) erhalten Praxisärzte und Kliniken eben pro Kranken und Quartal oder Fall eine Pauschale. Haus- und Fachärzte treffen sich längst zu Qualitätszirkeln. Manche gib es seit Jahrzehnten. Sinnvoll ist allenfalls, dass sich alle Akteure des Gesundheitswesens in einer Region zusammenfinden, um Vorsorge und Versorgung abzustimmen. Was hindert die Krankenkassen daran, sich einzuklinken? Mit Pflege- und Sozialdiensten kooperieren niedergelassene Ärzte auch seit langer Zeit. Alle Beteiligten können in fast allen diesen Bereichen gewiss noch besser werden. Sie müssen darüber aber zunächst einmal nur miteinander reden. Von den übrigen Empfehlungen profitieren wenige, und das Geld fehlt dann für die Behandlung Kranker. Unternehmen, denen an ihren Mitarbeitern etwas liegt, haben, nebenbei bemerkt, Ruheräume eingerichtet, bieten Rückenschulung oder Bewegungsübungen an – selbst in der Nachtschicht. Da bedarf es keines Gesundheitsmanagers. Ein rühriger Betriebsarzt setzt das um, wenn er bei der Werksleitung Gehör findet.

Wo stehen wir denn nun? E-Card, Fallmanager, Gesundheitscoach, Call-Center, Internet-Betreuung, Integrierte Versorgung (IV) und Disease-Management-Programme – die ganze Palette der gesundheitsökonomischen Maßnahmen, die von den einschlägig Voreingenommenen wie Monstranzen in der Prozession getragen werden – saugen Millionensummen aus dem System. Mit Brachialgewalt ging es in die falsche Richtung. Effizienzsteigerung? Ein Witz? Kosteneinsparung? Das Gegenteil ist der Fall!

Transparenz und Qualitätskontrolle sind übrigens auch zwei Paar Stiefel. Offengelegt werden müssten im deutschen Gesundheitssystem vor allem die Finanzströme, die in unzählige Kanäle fließen statt in die Versorgung Kranker. Der ganze gesundheitsökonomische Klimbim gehört umgehend eingestellt. Bundesgesundheitsminister Philipp Rösler und seine Länderkollegen haben die Pflicht, diesen vorsätzlich angelegten Sumpf organisierter Verschwendung auszutrocknen. Sie beaufsichtigen Krankenkassen und kassenärztliche Vereinigungen und müssen sich dabei nur eine Frage stellen: Wie viel von den eingesetzten Mitgliedsbeiträgen kommt dort an, wo es hin muss?

Mir ist völlig klar: Wirtschaftlich effizient arbeitet eine Praxis oder Klinik letztlich nur zu Lasten der Güte der Behandlung. An dieser Ecke geht Sparen nicht. Da muss im Gegenteil mehr Geld rein. Die Millionen verschwinden an ganz anderen Ecken. Eine Gesundheitsreform, die den Namen verdient hat, spart nicht an den Menschen – nicht an den Patienten und nicht an den Ärzten und Pflegern. Sie spart an den von den Bertelsmann-Strategen inszenierten Vorgaben, sie blockt Beraterverträge; sie schickt Gremien in die Wüste; sie setzt Apparatschiks frei; sie zerschlägt wuchernde Behörden und Kontrolleinrichtungen. Sie verabschiedet sich von diesen Tausenden von Blutegeln, die sich am deutschen Gesundheitssystem satt saugen, diesem sekundären und tertiären Quatsch, der sich etablieren konnte, weil die Politik in einem Ausmaß versagt hat, wie es in dieser Republik noch nicht der Fall war. Ich weiß nicht, wie es Ihnen geht, ich habe keine Lust, den Unsinn, den Frau Schlette im Auftrag Dritter auf uns lenkt, indirekt zu sponsern.

»Patienten? Wir reden nur über Geld«, beschreiben leitende Klinikärzte, die nicht bereits zum Manager mutiert sind, ganz offen die Situation. Und in den Praxen erklärt mancher Arzt den Patienten, dass diese oder jene Behandlung die Unkosten seines Kleinunternehmens nicht mehr deckt. Da hat er ja recht. Doch das Grundproblem kaschiert er, wenn er dem Beitragszahler aus existenziellen Überlebensgründen ganz private Zuzahlung abknöpft. Obendrein liefert er jenen die Argumente, die noch mehr Kontrolle fordern.

Kaiser Permanente wendet die von ihrem Vorstandsmitglied Crosson genannten betriebswirtschaftlichen Regeln ganz systematisch an. Nur Sophia Schlette und ihrem Publikum scheint dies nicht aufgefallen zu sein. Sie sprechen zumindest öffentlich nach wie vor von einem Non-Profit-Unternehmen oder gar einer Stiftung, die offenbar keine Gewinne erzielt, aber ineffiziente Doppeluntersuchungen und Fehlmedikation durch gute Zusammenarbeit der Ärzte, Krankenschwestern und Therapeuten vermeidet, Vorsorge betreibt und Self-care-Management (»Versorge dich selbst«) befördert – zuletzt mit einer 40 Millionen Dollar schweren Werbekampagne.

Bei Kaiser Permanente in einem ganztägigen Seminar

weitergebildet hat sich im Mai 2008 auch eine Delegation des Gesundheitsausschusses des Bundestags. Die Abgeordneten, namentlich Carola Reimann (SPD), heute Vorsitzende des Gremiums, oder Annette Widmann-Mauz (CDU), jetzt Gesundheitsstaatssekretärin, beeindruckte, was man ihnen an »Integrierter Versorgung« darstellte. Zu den deutschen Klienten der Kaiser-Schulungsprogramme (educational programs) zählt der Konzern auch sonst einen interessanten Kreis: die Uniklinik Heidelberg, die Universität Köln, das Institut für Allgemeinmedizin der Medizinischen Hochschule Hannover, das Medizinische Versorgungszentrum Dachau (Rhön-Klinikum AG), die Sparte Gesundheitstechnik der Konzerne Siemens und Philips, B-lue Management Consulting, Hamburg – zusammen mit seinem Partner DxCG Gesundheitsanalytik, Berater vieler großer Krankenkassen –, und, versteht sich, die Bertelsmann Stiftung.

Gute Kontakte pflegt Kaiser Permanente auch zu anderen Branchengrößen: Das international tätige Unternehmen Fresenius, zu dem die privaten HELIOS Kliniken gehören, hat zusammen mit Kaiser Permanente ein »Konzept für eine Pauschalvergütung medizinischer Leistungen bei Übernahme des vollen Risikos entwickelt«. Eine gemeinsame Firma setzt die Pläne in den USA um – an Dialysepatienten. Dr. Charles Phillips erklärt, warum KP-Ärzte ein beginnendes Nierenversagen nicht diagnostizieren. Sie warten ab, bis das Organ nicht mehr richtig funktioniert. Das staatliche *Medicare*-Programm finanziert jedoch die Blutwäsche mit satten Beträgen, also stürzen sich die Konzerne auf diese Therapie. Sie muss ständig wiederholt werden.

20.
Krankheit als
Geschäft
Der Markt der Möglichkeiten

Die Steuererklärung auf dem Bierdeckel, die Kfz-Versicherung als Vorbild zur Finanzierung des Gesundheitssystems: Na klar, das ist es. Einfache Lösungen haben Charme, klingen überzeugend und finden deshalb zahlreiche Anhänger. Also fragt der Bürger den Ökonomen:

Bürger: Die Kfz-Versicherung haftet doch für die Schäden, die ich an anderen Fahrzeugen verursache. Wer Menschen schadet, deckt dies über eine private Haftpflichtversicherung ab.

Ökonom: Nein, nein. Darum geht es nicht. Sie müssen von den Schäden her denken. Der Grundbeitrag soll die Basisversorgung abdecken, also Schäden an Kopf und Körper, innen wie außen.

Bürger: Verstehe. Es geht also um eine Vollkaskoversicherung. Die soll es doch aber im Gesundheitsbereich nicht mehr geben.

Ökonom: Also hören Sie mal. Sie torpedieren jeden Versuch, etwas zu ändern. Noch einmal: Eine Prämie, also ein fixer Geldbetrag, sichert Gesundheitsrisiken ab. Welche, das werden Expertenkommissionen entscheiden. Für alles Übrige kommen Zusatzversicherungen auf.

Bürger: Ah, ja. Die Vollkaskoversicherung gilt nicht für alle Körperteile. Teilkaskoprämien sind fällig: So wie die Glasscheiben kann man Augenschäden versichern oder Nasenkrankheiten … oder, oder, oder …

Ökonom: Wollen Sie nicht begreifen? Ein Auto fährt nicht ohne Bremsen. Sie gehören dazu wie der Arm zum Körper.

Bürger: Aber wenn ich die Reifen und Felgen schrotte, zahlt die Versicherung keinen Cent. Die muss ich extra versichern.

Ökonom: Genau. Die Zähne, zum Beispiel. Das ist ein klar abzugrenzender Teil. Den deckt die Basisprämie nicht mehr ab. Wer sie richtig pflegt, erhält sie sich bis ins hohe Alter. Für die dritten Zähne springt dann die Extra-Versicherung ein.

Bürger: Und was, wenn mir einer abbricht, bei einem Unfall, an dem ich keine Schuld trage? Ist das Pech? Lebensrisiko?

Ökonom: Raus ist raus. Solche Fälle muss die Zusatzversicherung abdecken.

Bürger: Wann gibt es Rabatte? Bei unfallfreiem Fahren sinkt die Prämie. Ein Nachlass wird auch für Garagenwagen fällig oder wenn nur geübte Fahrer am Steuer sitzen. Im Gesundheitsbereich heißt das doch: Ermäßigung für den, der seinen Körper fit hält. Oder für den, der ihn nicht überbeansprucht?

Ökonom: Einmal geht es um Vorsorgeuntersuchungen. Für sie kommt ein Stempel ins Check-up-Heft. Das kennen Sie doch vom Zahnarzt. Und damit Sie die Übersicht behalten: Dort brauchen Sie es künftig nicht mehr.

Bürger: Verschleißteile deckt die Basisversicherung aber nicht ab?

Ökonom: Natürlich. Da lässt sich nicht scharf trennen, was einer selbst zu stark in Anspruch nimmt oder durch Arbeit abnutzt.

Bürger: Dann bleibt ja alles beim Alten. Oder wird für gute Ernährung ein Sonderrabatt fällig?

Ökonom: Sinnvoll wäre das. Aber wer soll das kontrollieren? Da übersteigt der Aufwand die Einsparung.

Bürger: Pause.

Bürger: Wie hoch liegt eigentlich mein Restwert? Der hängt doch vom Alter ab wie beim Auto. Oder misst man da meine Fähigkeiten? Und wann lohnt sich eine Reparatur nicht mehr?

Ökonom: Versicherungsmathematiker könnten dies bestimmt ausrechnen. Aber wer das dann entscheiden soll, ob Ärzte, Krankenkassen oder die Politik dies gesetzlich regelt, muss noch geklärt werden.

Makaber, der Dialog. Mit jedem, der solche Vorstellungen zum Besten gibt, muss man sie, auf ihn zugeschnitten, zu Ende denken. Er kann selbst seine persönliche Abwrackprämie beziffern. Dann fällt ihm gewiss auf: Menschen sind keine Waren, für die sich ein Preis berechnen lässt. Versuche gab es. Sie scheitern bereits daran, einem Individuum einen Geldbetrag zuzuordnen, der sich gut begründet vom Wert des Mitmenschen unterscheidet. Was der Einzelne anderen bedeutet, entzieht sich jeder geldwerten Festlegung. Da scheitert die Ökonomie an zu vielen Unbekannten im Verlauf eines Lebens.

Wirtschaftlichen Marktregeln entzieht sich der Gesundheitsbereich ebenfalls. Körperliche, geistige und seelische Gesundheit sind keine Waren, die ein Produzent anbietet, ein Kranker nachfragt, sich durch diverse Offerten einen Überblick verschafft und mit dem günstigen Anbieter für die Leistung einen Preis aushandelt. Menschen zu heilen, Schmerzen zu lindern, psychische Störungen zu therapieren sind stets Versuche, eine Situation zu bessern. Dies schließt Scheitern, marginale Verbesserungen oder Rückfälle ein. Innere und äußere Verletzungen, die krankheitsbedingte Unfähigkeit, das Leben zu bewältigen, bedrohen Menschen immer in ihrer gesamten Existenz.

Warum gehen Kranke zum Arzt? Ihr Ziel ergibt sich aus ihrem Zustand: Die Beeinträchtigungen, Schwächen, Verletzungen sollen so weit verringert werden, dass sie möglichst wieder am »normalen« Leben teilnehmen können. Das heißt: Sie wollen in ihren Beruf, ihre Familie zurückkehren, ihr persönliches und gesellschaftliches Umfeld wieder bestellen, ihren Alltag selbst bewältigen. Dieses individuelle Befinden ist Voraussetzung für die Teilhabe an einem Gemeinwesen, gerade einem demokratisch strukturierten und legitimierten. Es verlangt nach dem Mitwirken des Einzelnen. Jeder seiner Sinne mächtige Patient weiß auch, dass das Heilen oder Lindern einer Krankheit und die Reparatur einer Maschine etwas völlig anderes sind. Gesundungsprozesse umfassen weit mehr als das Austauschen bestimmter Ersatzteile. Vor- und Nachsorge spielen bei Operationen mindestens die gleich große Rolle wie der gelungene Eingriff.

Patienten suchen die im Gesundheitswesen Tätigen also nicht auf, um eine Dienstleistung abzurufen, um ein Bedürfnis zu befriedigen. Das ist jedenfalls die Ausnahme von der Regel. Sie wollen an Leib und Seele genesen. Wer ein kleines Kind beobachtet, das auf den harten

Straßenasphalt stürzt und sich die Knie aufschürft, begreift rasch, dass selbst harmlose Verletzungen massiv in die Integrität eines Menschen eingreifen, sein ganzes Wesen erschüttern. Beruhigen kann den kleinen Erdenbürger nur eine Person seines Vertrauens. Ihr gelingt es, zumindest das Gefühl der Unverletzlichkeit zurückzuholen, die persönliche Souveränität, die Würde wiederherzustellen. Erst dann lässt sich auch die Wunde in beidseitigem Einvernehmen versorgen. Diese Unverletzlichkeit gehört nicht von ungefähr zu den unveräußerlichen Grundrechten. Aus Teilhabe an der Gesellschaft und verbrieftem Recht leitet sich ab, dass Krankenversorgung ein öffentliches Gut darstellt, das niemanden ausschließt.

Was heißt dies für das Verhältnis des Bürgerpatienten zum Arzt oder Therapeuten? Da wird kein Geschäft abgeschlossen, vertraglich Geld für Leistung vereinbart, Ware gegen Rechnung geliefert. Krankheit und Verletzungen stellen einen Angriff auf die Integrität dar, beeinträchtigen die Souveränität, erschüttern das Selbstvertrauen des Einzelnen. Um herauszufinden, was ihm da zusetzt, wendet sich der Laie – selbst kann er die Ursachen der eigenen Probleme selten ergründen – an einen, der gelernt hat, Krankheiten zu erkennen und sie zu behandeln: ein Mediziner, eine Medizinerin. Nun muss sich Vertrauen zu dem Arzt/der Ärztin entwickeln, sonst bleiben Zweifel an deren Kompetenz. Sind diese ausgeräumt, weiht der Erkrankte sein Gegenüber umfassend in ganz private Dinge ein. Besteht Vertrauen, kann der Arzt seinen Beruf professionell ausüben. Als Heilkundigem kann es ihm gelingen, zusammen mit allen Hilfsmitteln die Auslöser der Erkrankungen zu ergründen. Erst die richtige Diagnose ermöglicht es, einen Heilversuch zu unternehmen. Ob er gestartet wird, entscheidet der über Chancen und Risiken vollständig aufgeklärte Patient. Ist er nicht einwilligungsfähig, treten gesetzliche Vertreter an seine Stelle. Nur im Notfall handelt der Arzt allein und trägt dann die volle Verantwortung dafür.

Aus diesem Vertrauensverhältnis ergibt sich die Verpflichtung des Arztes, jeden Patienten nach bestem Wissen und Gewissen zu behandeln, ihm jedenfalls nicht zu schaden. Menschen sind Individuen. Sie reagieren deshalb auch sehr individuell auf Krankheitserreger, Schadstoffe, Umwelteinflüsse, Nahrungsmittel, Verletzungen, Schmerzen, Arzneimittel, berufliche oder psychische Belastungen. Bis auf wenige Erbkrankheiten erschließt sich aus ihren Genen allenfalls, dass sich Erkrankungen in ihrem Körper leichter ausbilden können, aber keineswegs müssen. Die ärztliche Profession beruht daher auf wissenschaftlichen Erkenntnissen und auf praktischem Wissen, auf Erfahrungen im Umgang mit Patienten und ihren Erkrankungen. »Nach fünf bis sechs Jahren Studium, der ebenso langen folgenden Facharztausbildung braucht es noch Jahre der Praxis, bis man ein guter Arzt ist«, meinen selbstkritische Vertreter ihrer Zunft.

Ärzte sind also weder Dienstleister noch Reparateure. Sie restaurieren keine Mängel und Makel. Sie fertigen nicht arbeitsteilig Güter an oder befriedigen als Unternehmer Kundenwünsche, indem sie den Einsatz der notwendigen Mittel optimieren, um einen marktgängigen Preis anzubieten, der ihren Gewinn maximiert. Sie übernehmen aus freien Stücken Verantwortung für Menschen, die sich in ihrer Existenz bedroht fühlen. Menschen wenden sich an sie und erwarten von ihnen Verständnis, Mitgefühl und Entscheidungen, die ihren

Zustand bessern. Ärzte tragen das Risiko, mit ihrer Hilfe zu scheitern, weil Wissenschaft und Erfahrungen die Sicherheit nicht liefern, das dem Kranken Dienliche zu tun. Über Fehlentscheidungen müssen sie persönlich bei Betroffenen oder Angehörigen oder vor sich selbst Rechenschaft ablegen.

Nicht an Vorgaben gebunden zu sein gehört daher zu dieser Profession wie zu keiner anderen. Das ist fundamental. Dem Gesetzgeber ist dies bewusst. Er hat bereits vor 40 Jahren im ersten Paragraphen der Bundesärzteordnung zentrale Grundsätze festgeschrieben: »Der Arzt dient der Gesundheit des einzelnen Menschen und des gesamten Volkes. Der ärztliche Beruf ist kein Gewerbe, er ist seiner Natur nach ein freier Beruf.«

Was ist heute davon übrig? Natürlich ist die Krankenversorgung eingebettet in unser Wirtschaftssystem. Doch setzt die Ökonomie, die sich mit Produktion, Verteilung und dem Konsum knapper Güter beschäftigt, den richtigen Rahmen? Natürlich muss ein Gesundheitssystem finanzierbar sein, insofern geht es um begrenzte Mittel und ihre Verteilung. Aber die Kategorien Konsum und Produktion passen nur sehr eingeschränkt dazu. Das System der gesetzlichen Krankenversicherung ist durch staatliche Vorgaben zudem weitgehend reguliert. Die Tendenz: Was der Gesetzgeber noch nicht festgelegt hat, ist er dabei zu regeln.

Mit Begriffen wird dafür Druck erzeugt. Die »Kostenexplosion« im Gesundheitswesen ist so einer. Zwar hat sie objektiv nie stattgefunden. Gemessen am Bruttoinlandsprodukt – allen im Inland erzeugten Waren und Dienstleistungen – lagen die Gesundheitsausgaben in Deutschland 1995 bei 10,1, 1996 bei 10,4 Prozent und 2008 bei 10,5 Prozent. Dennoch verschafft die Debatte

Betriebswirten Zugang zum System. Knappe Güter bedürfen des Wettbewerbs, erklären Gesundheitsökonomen. Die Politiker folgen ihnen und organisieren ihn. Beispiel: Krankenkassen. Was sie ihren Versicherten an Gesundheitsleistungen bezahlen müssen, hat der Gesetzgeber festgeschrieben. Bleiben Ende der 1990er und Anfang des neuen Jahrhunderts nur Beitragsunterschiede und Zusatzangebote. Also ermöglicht die Politik Betriebskrankenkassen, die Mitarbeiter eines oder weniger Unternehmen versicherten, sich allen Arbeitnehmern zu öffnen. Die Firmen hatten bei diesen Kassen auf möglichst geringen Verwaltungsaufwand geachtet, um ihren Kostenanteil an der Gesundheitsversorgung gering zu halten. Die Vorteile kommen den Betriebskassen jetzt zugute: Junge und gesunde Mitglieder anderer Kassen wechseln wegen der niedrigen Beiträge zum günstigeren Anbieter. Kostenlose Wellness-Angebote bieten zusätzliche Wechselanreize. Was Einzelne dabei sparen, geht dem Gesamtsystem an Einnahmen verloren. Die neuen Versicherten wollen aber auch betreut sein, also werden die Verwaltungen ausgebaut. Mit Beginn 2009 dreht die große Koalition den Kassen dann eine lange Nase. Der Gesundheitsfonds bringt den Einheitsbeitrag. Seither kämpfen die Kassen mit attraktiven Lockangeboten oder Verträgen mit speziellen Arztgruppen um Mitglieder. Interessant sind aufgrund der hohen Zuweisungen für Kassenmitglieder mit 80 Erkrankungen jetzt vornehmlich chronisch Kranke.

»Qualitätsmanagement« lautet das zweite Schlagwort. Wieder geht es dabei nicht um das Versorgen von Patienten, es geht dabei um das Managen. Um das Anwenden ökonomischer Instrumente. Kliniken und Arztpraxen sollen zum gleichen Preis vergleichbare Leistungen anbieten. Das nennen Ökonomen gerne »wichtigen Wettbewerb«. Nur verschweigen sie, genau wie die zuständigen Politiker, dass es sich dabei um einen unlauteren Wettbewerb handelt. Denn im Gegensatz zum niedergelassenen Arzt werden Krankenhäuser über eine duale Finanzierung mit Steuermitteln subventioniert. Beide, der niedergelassene Arzt und das Krankenhaus, werden jedoch mit Pauschalbeträgen abgegolten. Für die Krankenhäuser bedeutet dies: Möglichst viele Kranke, Fälle genannt, durchzuschleusen. Dauert ihre Genesung länger als durch den Festbetrag vorgegeben, erwirtschaftet die Klinik ein Defizit. Also heißt es: raus aus dem Krankenbett. Als »blutige Entlassungen« bezeichnen Insider Patienten, die eigentlich noch stationär hätten behandelt und ihre Genesung beobachtet werden müssen. Sogenannte Regelleistungsvolumen (RLV), eine Pauschale pro Quartal (für die ein Handwerker niemals kommen würde, um z. B. eine Waschmaschine zu reparieren), dominieren die Vergütung der niedergelassenen Haus- und Fachärzte. Das Honorar, das die Ärzte von der Kassenärztlichen Vereinigung (KV), in der sie Zwangsmitglieder sind, zugewiesen bekommen, bewegt sich maximal im zweistelligen Bereich. Zum Beispiel liegen die Honorare für einen Kassenpatienten über das RLV (Regelleistungsvolumen) für einen niedergelassenen Arzt, ob Hausarzt, Urologe, Augenarzt oder Orthopäde oder einen Frauenarzt, zwischen 20 und 40 Euro. Sie sehen: Die großen Sprünge, von denen immer berichtet wird, sind von unseren niedergelassenen Ärzten mit Sicherheit nicht zu machen. Nicht zu vergessen, die Summe bleibt gleich, egal wie oft wir als Patienten unseren Arzt pro Quartal brauchen. Was für Anreize, sich intensiv um Kranke zu kümmern, wenn zeitgleich die Existenzfrage im Nacken hängt! Betrachtet man dagegen die in der Politik gesetzten Lobbyistenpläne, unser Gesundheitswesen in einen lukrativen Gesundheitsmarkt umzubauen, wird das gezielte Kurzhalten unserer Ärzte nachvollziehbar. Sie stören bei diesen Plänen. Private Klinikkonzerne wollen den »Markt« erobern und das Produkt kranker Mensch zum Wertschöpfungsobjekt ihrer Aktionäre ausbauen.

Greifen wir unser Beispiel Kfz noch einmal auf. Da schreibt der Zentralverband des Kraftfahrzeuggewerbes allen Werkstätten vor, dass jede Reparatur nur 200 Euro betragen darf, egal was kaputt ist und wie lange es dauert, das Fahrzeug wieder flottzumachen. Niemand käme auf so eine Idee. Falls doch, würden die Kfz-Meister ihre Funktionäre für verrückt erklären und schnurstracks aus ihrer Innung austreten.

Die Praxismediziner waren empört und sind es noch. Ein Hausarzt hat erklärt, in den 1950er Jahren war seine Tätigkeit nach dem früheren Vergütungssystem sieben Pfennig pro Punkt wert, heute sind es drei Cent, weniger als vor mehr als einem halben Jahrhundert. Dennoch gelingt es den Ärzten nicht, gemeinsam gegen diese Unzumutbarkeit aufzustehen. Sie gehen den Gesundheitspolitikern auf den Leim und lassen sich auseinanderdividieren. Darin haben sie Übung: Mehr als ein Jahrzehnt sind sie nicht dagegen Sturm gelaufen, dass ihr Stück vom Ausgabenkuchen der gesetzlichen Krankenversicherung immer schmäler wird. Anstatt sich gemeinsam zu wehren, solidarisch ein klares Nein, bis hierher und nicht weiter, fertigzubringen, zanken sie sich, wer von dem kleineren Teil was erhält.

Für Kliniken und Praxen optimieren längst interne und externe Mitarbeiter die Software-Programme, damit kein

Euro verlorengeht. Der Frankfurter Chirurg Bernd Hont-
schik schreibt in einer medizinischen Fachzeitschrift:
»*Es wird betrogen und gelogen, dass sich die Balken bie-
gen, um noch eine und noch eine Erkrankung chiffrieren
(also abrechenbar machen) zu können.*« Zwei oder drei
Klinikärzte beschäftigen sich in großen Häusern mit
nichts anderem als dem Optimieren des Geldflusses. Diese Form des »Gesundheitsmanagements« bieten Unternehmensberater und Pharmafirmen an. Bei Letzteren verpflichtet sich der Arzt, ihre Produkte bevorzugt zu verschreiben. Was außerhalb dieser Regelversorgung läuft,
hat der Arzt gesondert zu begründen; es prüfen Sachbearbeiter der Krankenkassen oder deren medizinischer
Dienst nach Aktenlage.

So bleibt von den WANZ-Vorgaben (wirtschaftlich,
angemessen, notwendig und zweckmäßig), nach denen
in der gesetzlichen Krankenversicherung behandelt und
verordnet werden soll, nur das W-Wort übrig. Das Gesundheitswesen verwandelt sich in eine Gesundheitswirtschaft: Geld entwickelt sich zur Triebfeder allen
Handelns, bestimmt ganz automatisch den Umgang mit
Kassenpatienten. Wieder machen dies Begriffe deutlich.
Aus den Mitgliedern einer Kasse werden »Kunden«.
Aus der Kasse wird das »Unternehmen Gesundheit«.
Vorstandsvorsitzender heißt der Chef dieser Firma, nach
wie vor eine Körperschaft des öffentlichen Rechts, die
im Auftrag des Staates handelt. Eigentlich verwaltet sie
treuhänderisch die Beiträge, die Arbeitgeber und Arbeitnehmer aufbringen. Gewinne darf sie keine einfahren,
auch keine Defizite erwirtschaften. Und doch passiert
beides ohne Folgen für die Kassen. Bezahlt werden zahlreiche Vorstände wie Manager einer Aktiengesellschaft:
Zu ihrem Grundgehalt gesellt sich ein Erfolgsbonus (!!),

ein Dienstwagen möglichst mit Fahrer, ein üppiges Ruhestandsgeld (meist 60 Prozent des Topeinkommens) und, bei Ausscheiden, eine stattliche Abfindung. (Frage: Woran misst sich der Erfolg eines Treuhänders?) Spitzenverdiener wie Norbert Klusen, Chef der Techniker Krankenkasse, erzielen 270000 Euro im Jahr. Angemessen nennt das die Krankenkasse, schließlich würden 18 Milliarden Euro verwaltet. Kanzlerin Angela Merkel verdient etwa gleich viel, der Staatsetat umfasst allerdings 327,7 Milliarden Euro.

Ähnlich üppig statten sich die Kassenarztfunktionäre aus, obwohl ihre kassenärztlichen Vereinigungen (KV) ebenfalls als Körperschaft des öffentlichen Rechts als Treuhänder fungieren und das zugeteilte Geld der Kassen an ihre niedergelassenen Kollegen verteilen sollen. In den Aufsichtsgremien beider in staatlichem Auftrag handelnden Institutionen sitzen einmal Vertreter der Arbeitgeber wie der Gewerkschaften oder der Kassenärzte. Warum gebieten sie diesem munteren Selbstbedienungsladen nicht Einhalt? Und wenn sie schon seit Jahren kläglich Pflichten verletzen, müssten die Gesundheitsminister von Bund und Ländern ihre Aufsichtspflicht wahrnehmen. Doch man kennt sich und schweigt. So kann man aber in öffentlichen Ämtern nicht unbehelligt mit Zwangsbeiträgen umgehen! Erbärmlich versagt hat diese Selbstverwaltung der Ärzte, die von ihnen mit 2,5 Prozent des Praxisumsatzes finanziert wird, beim Verteilen der Geldmittel. 15 Prozent ist den Krankenkassen noch die ambulante Versorgung wert, obwohl dort rund neun von zehn Arztkontakten stattfinden. Seit mehr als einem Jahrzehnt will sie durchsetzen, dass die sprechende Medizin, das Gespräch mit dem Kranken, aufgewertet wird. Inzwischen sagen selbst niedergelassene Psychiater, dass ihnen die Zeit fehlt, zwischen Erkrankungen und Befindlichkeitsstörungen zu unterscheiden.

Sponsoringbericht des BMI – Rätsel über Rätsel: Warum wurde das E-Card-Projekt vom Gesundheitsministerium so vehement vorangetrieben? Aus dem Sponsoringbericht des Bundesinnenministeriums vom 4.5.2007: »Insgesamt wurde eine Gesamtsumme von 80 391 574 Euro geleistet. Davon entfallen 75 820 665 Euro auf 716 Leistungen, deren Wert im Einzelfall 5000 Euro oder mehr betrugen. Die nachträgliche Zustimmung zur Namensnennung im Sponsoringbericht wurde in 19 Fällen (ohne BKN) verweigert, in einem Fall erfolgte trotz mehrfacher Nachfrage keine Rückmeldung.« Das Bundesministerium für Gesundheit hat insgesamt Leistungen in Höhe von 49 737 154 Euro erhalten. Die Summe der 22 Einzelleistungen ab 5000 Euro beläuft sich auf 49 720 922 Euro. Alle Kleinleistungen betragen zusammen 16 232 Euro. Die Leistungen wurden in erster Linie für Maßnahmen zur Gesundheitsprävention verwandt. (II S 49-53). Hauptnutznießer ist mit 49,7 Millionen Euro erneut das Bundesgesundheitsministerium (BMG), das die Leistungen in erster Linie für Maßnahmen der Gesundheitsprävention verwandt hat. Es handelt sich um Projekte, die ansonsten nicht oder nur in geringem Umfang hätten verwirklicht werden können. http://www.bmi.bund.de

---

Enorm aufgebläht hat sich die Gesundheitsbürokratie. Die Krankenkassen beschäftigen mehr als 140 000 Mitarbeiter. Ihre Verwaltungsausgaben belaufen sich offiziell auf über acht Milliarden Euro. Jeder Kassenverband unterhält ein eigenes wissenschaftliches Institut oder be-

auftragt Externe mit Untersuchungen. Auch die Kassenärztliche Bundesvereinigung bedarf solch eines Kom-
petenzzentrums, damit sie nach eigenen Angaben auf
Augenhöhe mit den Kassen um Ausgaben und Vergü-
tungssätze feilschen kann. Um beim Aushandeln der
verkorksten Honorarreform noch halbwegs mithalten zu
können, hat sich auch der neutrale Vorsitzende des zuständigen »Bewertungsausschusses«, Professor Jürgen
Wasem, ein Extra-Institut zugelegt. Eine der Glanzleis-
tungen seiner Experten: Sie behaupten, dass jede Arztpraxis von Schwerin bis München etwa die gleichen Nebenkosten (Miete usw.) zu tragen habe. Nach dem Be-
weis fragt niemand. Mehr als geschätzte 250 Millionen
Euro geben die Kassen für Werbe- und Aufklärungsmaß-
nahmen aus – vom 200-Euro-Zuschuss für Wellness-
Wochenenden im Luxushotel bis hin zur Finanzierung
von Freizeitaktivitäten – und gewähren außerdem Rabatte für Freizeitmessen und Sehenswürdigkeiten. In sogenannten Disease-Management-Programmen (DMP)
glauben Kassen, über von ihnen finanzierte Call-Center
einen besseren Kontakt zu chronisch Kranken pflegen zu
können als Hausärzte und ihre oft speziell für solche Erkrankungen geschulten Arzthelferinnen. Die Kassenmitglieder bezahlen dies alles – ungefragt und bisher im
Wortsinn klaglos.

Massive Gefahr droht der Autonomie ärztlicher Entscheidungen aber auch über den politisch initiierten
Kosten-Nutzen-Wettbewerb, der nicht nur Effizienz –
die erbrachte Leistung muss im Verhältnis zum Aufwand
stehen – verlangt, sondern das Befolgen von Behand-
lungsvorschriften, die harmlos Leitlinien genannt, aber
mit der Eigenschaft evidenzbasiert belegt werden. Natürlich ist es sinnvoll, Therapien zu verordnen, die auf

dem neuesten Stand medizinischer Erkenntnisse beruhen. Nichts anderes fordern diese »nachweisorientierten
Leitlinien«. Als Prüfkategorien und Wegweiser für ärztliche Entscheidungen bieten sie durchaus wesentliche
Anhaltspunkte, den richtigen Behandlungspfad zu finden oder den falschen zu meiden. Wer sie jedoch zum
Standard, zur allein gültigen Vorschrift der Versorgung
erhebt, bestreitet eine Einsicht, der kein praktisch tätiger
Arzt widersprechen kann: Krankheitsverläufe stellen ein
sehr individuelles Geschehen dar. Krankenkassen ver-
langen mittlerweile von Ärzten, sich strikt an evidenzba-
sierte Leitlinien zu halten. Abweichungen werden mit
Regressforderungen gegenüber dem Arzt oder Behand-
lungsentzug gegenüber Patienten bedroht oder geahndet.
Wissenschaftliche Empfehlungen müssen jedoch gerade
auf medizinischem Gebiet bleiben, was sie sind: eine
Richtschnur. Zum ökonomischen Steuerinstrument taugen sie nicht. Sichergestellt sein muss überdies, dass
Leitlinien unabhängig von Interessen der Gesundheits-
branche aufgestellt werden. Ein schwieriges Unterfan-
gen.

Taugen ökonomische Ziele überhaupt für das Gesundheitswesen? Natürlich. Allerdings muss das ärztliche
Ziel, Kranke zu heilen, an erster Stelle aller Maßnahmen
stehen. Alle anderen müssen sich ihm absolut unterordnen. Wie lässt sich dies erreichen? Die Politik hat die
Pflicht, jedem Akteur, der an der Krankenversorgung
teilnimmt, dieses Ziel vorzuschreiben und alle bisherigen Vorschriften zu prüfen, ob sie ihm dienen. Ist dies
nicht klar erkennbar, sind sie ersatzlos zu streichen. Die
Politik hat sicherzustellen, dass Ärzte so arbeiten können, wie es die gesetzlichen Vorgaben der Bundesärzteordnung ihnen auferlegen. Nur eine unabhängige ärzt-

liche Instanz kann ihre Entscheidungen kontrollieren. Die Organisation des Systems wird regionalisiert. Maximal auf Ebene der Bundesländer bleiben die Strukturen und Geldflüsse überschaubar und transparent. Rasch wird man feststellen, dass die Kassenbeiträge für eine qualitativ hochstehende Versorgung ausreichen und Klinikpersonal sowie Ärzte für ihre Arbeit leistungsgerecht bezahlt werden können.

Noch bleibt Zeit umzusteuern. Momentan wird vor allem zu Lasten der Kranken und zugunsten der sich immer weiter aufblähenden Verwaltungsapparate gespart. Doch Kliniken und Praxisärzte, die mehr auf ihre Patienten als auf die Kosten achten, produzieren in dem Pauschalsystem zwangsläufig Verluste. Die Fähigkeit, ihr Inventar zu erneuern, verlieren sie obendrein. Private Investoren, Klinikkonzerne oder ihre Mittelsmänner, warten auf diese Gelegenheiten. Sie kaufen Einrichtungen und Arztsitze umgehend auf. Und keine Angst: Sie wissen, wie man in einer Wachstumsbranche Geld verdient. Das Kalkül ist so einfach wie zutreffend: Sind die Menschen krank, geben sie alles, um wieder gesund zu werden.

21.
Leben mit Behinderung

Was darf ein Mensch kosten?

Und wieder zurück in den Alltag von Menschen, die den täglichen Umgang mit einem immer inhumaneren Gesundheitswesen pflegen (müssen)! Nehmen wir das Thema Behinderung. Ich muss nur in meinen Beweisordner hineingreifen, und mir sträuben sich die Haare. Ich greife einen von drei vergleichbaren Fällen in Kurzform auf. Sie alle haben den gleichen Nenner. Sie sind Bittsteller bei ihren Krankenkassen.

Der Fall liegt so: Behindertes Mädchen, inzwischen 17 Jahre alt, bei dem eine Querschnittslähmung kurz nach der Geburt festgestellt wurde. Bis das Mädchen 13, 14 Jahre alt ist, wird es im Reihenhaus die Treppe hinauf- und hinuntergetragen. Auch behinderte Kinder wachsen und werden schwerer. Ab einem gewissen Zeitpunkt ist dieses Tragen nicht mehr möglich. Zu groß, zu schwer, und nach 15 Jahren spielte auch der Rücken der Mutter nicht mehr mit.

Stück für Stück bauen die Eltern das Reihenhaus im unteren Wohnbereich behindertengerecht um. Es ist aber nicht möglich, unten einen Schlafraum für das gelähmte Mädchen einzurichten. Die Lösung ist ein Treppenlift.

Die Umbauten und die erhöhten Ausgaben durch Zig-
tausende Euro Zuzahlungen im Laufe der Jahre gestatten
es der Familie nicht, diesen Lift allein zu finanzieren. Die
Kasse (BKK) entscheidet den Antrag. Sie übernimmt acht
Prozent der Kosten. Weder medizinische, soziale oder
ethische Argumente ändern an der Höhe des Zuschusses
irgendetwas. Damit ist das Projekt Treppenlift für die Familie gestorben.

Zur Faktenlage: Wir haben Schulpflicht! Das heißt,
das Mädchen muss morgens mit vereinten Kräften aus
ihrem Zimmer im ersten Stock über die Treppe nach unten transportiert werden. Wenn das Mädchen am Nachmittag nach der Schule einfach für sich allein sein, Haus-
aufgaben machen, sich ausruhen will und sie mit vereinten Kräften der Mutter und der Geschwister wieder in
den ersten Stock getragen wird, bleibt ihr nichts anderes
übrig, als dort den Rest des Tages zu verbringen.

Ich suche in den Unterlagen für Pflegeheime und finde
wieder die Passage, in der ganz klar dokumentiert ist,
dass ein Behinderter ein Recht hat, am sozialen Leben
teilzunehmen, und daher muss z. B. auch einem De-
menzkranken ein Rollstuhl zugestanden werden, auch
wenn er seine Umgebung nur noch stückweise wahrnimmt. Deshalb stellt sich mir jetzt die Fragen: Was ist
dann mit einem jungen Mädchen, dessen Lebensqualität
sich steigern ließe? Wenn zudem die Kosten für die Folgeschäden des kaputten Rückens der Mutter hätten ver-
mieden werden können? Darf man es überhaupt so betrachten? Man entscheidet überwiegend nach Aktenlage.
Und irgendwo findet der Mitarbeiter der Krankenkasse
im Sozialgesetzbuch oder anderen Richtlinien einen
Satz, der es ihm erlaubt, nein zur höheren Finanzierung
eines Treppenlifts zu sagen.

Wären die Geschwister des gelähmten Mädchens ebenfalls mit diesem Defekt auf die Welt gekommen, hätte
sich die Anschaffung für einen Treppenlift – nach dem
Rechenmuster einer Krankenkasse – gelohnt!

Das ist nun eben kein Einzelfall: Der Bundesverband
für Körper- und Mehrfachbehinderte e.V. bestätigt bereits im Februar 2008 zum Thema Heilmittelversorgung
die Situation: »Der größte Teil, der vom Bundesverband
vertretenen 28 000 Familien mit behinderten Kindern
und behinderten Menschen ist von einer zerebralen Be-
wegungsstörung betroffen. Besonders die behinderten
Kinder sind für ihre Entwicklung und Förderung auf
medizinisch-therapeutische Leistungen, in der Regel in
Form von Heilmitteln, angewiesen. Nach den Vorgaben
der Heilmittelrichtlinie ist die Verordnungsfähigkeit von
Heilmitteln aufgrund der medizinischen Notwendigkeit
innerhalb und außerhalb des Regelfalls in den allermeis-
ten Fällen zweifelsfrei gegeben.

Wir müssen jedoch feststellen, dass es für die Eltern
behinderter Kinder zunehmend schwieriger wird, die
notwendigen Verordnungen, auch bei einer eindeutigen
medizinischen Notwendigkeit, zu erhalten. Die Steue-
rungsfunktion der Heilmittelrichtlinie ist durch das Heil-
mittelbudget, die Richtgrößen und die Praxisbudgets
weitgehend außer Kraft gesetzt. Auch die prospektive
Vereinbarung von Praxisbesonderheiten löst die Probleme nur zum Teil. (…) Die Probleme sind mit unter-
schiedlicher Ausprägung in nahezu allen Bundesländern
festzustellen. (…)

Als Patientenvertreter im Unterausschuss Heil- und
Hilfsmittel des gemeinsamen Bundesausschusses bemühen wir uns darum, die Verordnung von Heilmitteln für
behinderte Kinder zu thematisieren und einer Lösung

zuzuführen. Da die Vereinbarung des Heilmittelbudgets und der Praxisbesonderheiten nicht im gemeinsamen Bundesausschuss, sondern zwischen GKV und KV behandelt werden, sind die Einwirkungsmöglichkeiten des gemeinsamen Bundesausschusses sehr begrenzt.

Blühende Korruption: Am 4. Mai 2006 bestätigte das Landgericht Düsseldorf die Strafen von zwei bis fast fünf Jahren gegen die fünf Chefs von Rehabilitationszentren und Betriebskrankenkassen. Der Schaden für das Gesundheitswesen zwischen 1997 und 2001 beträgt Millionen und bezog sich auf mehrere hundert Fälle. Hintergrund: Die Anklage lautete auf Scheinrechnungen, die über Jahre mit überhöhten Beträgen abgerechnet wurden. So wurden Patienten Rehabilitationszentren zugewiesen – Patienten, die gar nicht existierten. Da sich die Angeklagten gegenseitig absichern wollten, hatten sie die jeweilige Verteilung der Betrugsgelder vertraglich festgelegt. Dieses Beweisstück fanden die Ermittler, und deshalb kam die Ungeheuerlichkeit ans Tageslicht.

Der vom Bundesverband vertretene Personenkreis ist in hohem Maße auf medizinische Leistungen angewiesen. Der Bundesverband ist daher immer daran interessiert, die wirtschaftliche Leistungsfähigkeit unseres Medizin- und Versorgungssystems aufrechtzuerhalten und daran mitzuwirken, unnütze Ausgaben zu beschränken. Die Versorgung behinderter Kinder mit Heilmitteln gehört sicher nicht zu den unnützen Ausgaben. (…)

Es ist nicht hinzunehmen, dass Eltern zur Überbrückung von Therapiepausen die Kosten für die krankengymnastischen Behandlungen, für Logopädie und Ergotherapie selbst übernehmen. Familien mit behinderten Kindern sind ohnehin in vielfacher Weise belastet, so dass man ihnen diese zusätzlichen Aufwendungen nicht auch noch zumuten darf.«

Das Bemühen um Rationalisierung im Gesundheitswesen darf nicht zu einer Rationierung führen bzw. dazu, dass nur noch eine geringe Zahl Versicherter »in den Genuss« kommt, die als notwendig erachteten Heil- bzw. Arzneimittel zu erhalten, andere (und das ist die Mehrheit) der chronisch kranken Menschen auf notwendige Therapien verzichten müssen. Der chronisch kranke Mensch muss trotz aller Sparmaßnahmen noch immer im Mittelpunkt stehen!

22.
Pflege vor Gericht

Wehe dir, du wirst ein Pflegefall!

Eine durch einen Unfall schwerbehinderte Frau, die nicht in einer Einrichtung lebt, sondern selbst für sich zu sorgen versucht, schrieb mir zuletzt: »Was ich als größte Behinderung erfahre, ist nicht meine Behinderung. Es ist dieser monströse, ja schikanöse Apparat, von dem ich in meiner Schwäche umstellt bin und _der mich behindert_ – ja: _behindert!_ Eigentlich würde ich gerne etwas arbeiten, so wie ich eben kann. Aber ich verbringe meine halbe Zeit mit der Suche nach Ansprechpartnern und zuständigen Sachbearbeitern, mit Pieptönen und mit Automatenstimmen, die mir sagen, dann und dann müsse ich die Drei drücken oder die Vier oder ich müsse bei einer ganz anderen Automatenstimme anrufen. Meine Stunden vergehen mit dem wiederholten Ausfüllen von hirnrissigen Unterlagen, die auf meinen Fall nicht zutreffen, und schwerverständlichen Formblättern, mit dem Verfassen von Bitt- und Klageschriften, mit notwendigen Nachforderungen halb- oder falsch gelieferter Artikel, mit Drohbriefen, nachzureichenden Beglaubigungen von Kopien der Kopien der Kopien, mit Dokumentationen von irgendwas, mit dem Schriftwechsel mit immer neuen, ›jetzt zuständigen‹ Behörden, endlich mit Anrufen beim Anwalt, ohne den zuletzt gar nichts mehr geht, mit … ich höre auf, bevor es mich so aufregt, dass ich zu zittern beginne. Es ist, als hätte ein Sadist sich das ausgedacht, um Menschen, die nicht sehr viele Kräfte haben, zu ruinieren. Gerne würde ich mal auf den Tisch hauen. Aber ich haue nur auf die gepolsterte Armlehne meines Rollis …«

Sollte die schwerbehinderte Frau sich wünschen, in einer Pflegeeinrichtung zu sein, damit ihr wenigstens der absurde Fight mit der grassierenden Controllitis erspart bleibt? Nicht wirklich. Alle diese Einrichtungen kämpfen ebenfalls einen schweren Kampf, der sich bei mir zuerst einmal darin niederschlug, dass mich Verwandte von Menschen, die in solchen Einrichtungen leben, vermehrt auf die unhaltbaren Umstände hinwiesen. Nachdem ich Dutzende Fälle unmenschlichen Handelns gegenüber Pflegebedürftigen kennenlernte, nachdem ich auch die Kämpfe um das, was zu einem kleinen Stück verbesserter Lebensqualität gehört, erlebt habe, bin ich zu dem Schluss gekommen: Wer am Bruttosozialprodukt nicht mehr mitarbeitet, wird ausgegrenzt und hat nach Vorgaben mancher Kassenbosse seinen Anspruch auf menschlichen Umgang verspielt.

In einem Urteil des Bundessozialgerichts (BSG) – die Klägerin war eine Frau – steht, dass es Pflegenden zusteht, Feste und Feierlichkeiten, informelle Gruppen und öffentliche Plätze des Pflegeheims aufsuchen zu können. Darüber hinaus sei ihnen der Besuch von Gottesdiensten und Fahrten durch den Park in Begleitung externer Besucher möglich zu machen. Die Auffassung der beklagten Krankenkasse, dass sie die Finanzierung eines Krankenfahrstuhls nur genehmigt, wenn die Pflegebedürftige in der Lage sei, das Gerät eigenmotorisch fortzubewegen, entbehre jeglicher gesetzlichen Grundlage.

Ein Hilfsmittel soll die durch eine Behinderung beeinträchtigten Körperfunktionen ersetzen, erleichtern oder ergänzen. Selbst ein mittelbarer Ersatz der ausgefallenen Funktion reiche aus, um die Hilfsmitteleigenschaft des Gerätes zu begründen (Urteil vom 25.1.1995, Az. 3/1RK63/93).

Der Krankenfahrstuhl diene auch nicht ausschließlich der Erleichterung der Pflege. Gerade im engeren, auf Zimmer und Nasszelle bezogenen Individualbereich sei die Mobilität oft so weit intakt, dass ein Krankenfahrstuhl in der Regel entbehrlich sei. Ein Hilfsmittel, das eingesetzt werde, um bestimmte pflegerische Maßnahmen durchzuführen, sei der Rollstuhl bei der Klägerin gerade nicht. Aber auch in diesem Fall sei die Leistungsverpflichtung der Kasse als Pflegekasse nach § 40 SGB 5 gegeben. (…)

Nach der geltenden Rechtslage müssen nach § 33 SGB V auch Bewohnern stationärer Altenhilfeeinrichtungen Hilfsmittel zur Verfügung gestellt werden, sofern sie individuell verordnet werden. Es wurde auch auf ein Urteil des Sozialgerichts Dortmund vom 1.8.1995, Az. S31Kn199/95, auf ein Urteil des Sozialgerichtes Ulm vom 29.2.1996, Az. S1Kr723/95, auf eine Stellungnahme des Regierungsbezirks Oberbayern an die Spitzenverbände der freien Wohlfahrtspflege in Bayern und auf eine Stellungsnahme des Caritasverbandes zu »Hilfsmittel in Pflegeheimen« verwiesen. »Die gemeinsame Verlautbarung der Spitzenverbände der Krankenkassen / Pflegekassen zur Ausstattung von Pflegeheimen mit Hilfsmitteln« vom 26.5.1997 sei insoweit rechtlich unhaltbar. Es handle sich um eine einseitig von den Kranken- und Pflegekassen erstellte Verlautbarung. Eine Abstimmung mit den Vertretern der freien Wohlfahrtsverbände oder den für Investitionsförderung der Pflegeeinrichtungen zuständigen Sozialministerien der Bundesländer sei nie herbeigeführt worden.«

Im Übrigen sei sie vom Caritas-Altenzentrum durch Schreiben vom 6.10.1997, welches ebenfalls beigefügt sei, darüber informiert worden, dass es nicht zu den vertraglichen Leistungen der Einrichtung gehöre, sie mit den entsprechenden Hilfsmitteln zu versorgen. Die Einrichtung verfüge lediglich über einige wenige Faltrollstühle, um in Akutsituationen rasche Hilfe leisten zu können. Das dauernde Vorhalten von Fahrstühlen für bestimmte Bewohner überfordere die finanzielle Situation der Einrichtung. Um die Kasse bei ihrem Auftrag zur wirtschaftlichen Mittelverwendung zu unterstützen, sei man mit der leihweisen Überlassung des Hilfsmittels einverstanden.

Die Klägerin beantragt, die Beklagte unter Aufhebung des Bescheids vom 4.7.97 in Gestalt des Widerspruchsbescheids vom 29.9.1997 zu verurteilen, ihr leihweise einen Krankenfahrstuhl zur Verfügung zu stellen. Die Beklagte beantragt, die Klage abzuweisen. Sie hält an den angefochtenen Bescheiden fest. (…) Im vorliegenden Fall soll der Rollstuhl die gegebene Einschränkung der Mobilität kompensieren und eine Teilnahme am gesellschaftlichen Leben ermöglichen. (…) Ohne Einsatz des Rollstuhls wäre der Bewegungsradius der Klägerin künstlich eingeschränkt und weitgehend auf ihr Zimmer bezogen, eine innere Isolation wäre die Folge. Zentrale Grundbedürfnisse des täglichen Lebens könnten daher nicht befriedigt werden. Zur Erfüllung dieser Grundbedürfnisse benötigt die Klägerin daher den Krankenfahrstuhl.

Entgegen der Auffassung der Beklagten kommt es

nicht darauf an, inwieweit ein Versicherter noch in der Lage ist, diese Grundbedürfnisse wenigstens teilweise selbst zu erfüllen. Es reicht aus, dass der Krankenfahrstuhl die bei der Klägerin bestehenden Funktionsausfälle nur mittelbar und nur in Teilbereichen ersetzt. Dies hat das Bundessozialgericht in seiner Entscheidung vom 12.4.1995, Az. 3RK6/93, ausdrücklich klargestellt. Zu Recht weist das Bundessozialgericht in dieser Entscheidung darauf hin, dass gerade mehrfach Behinderte, die die Verrichtung des täglichen Lebens noch nicht einmal ansatzweise vornehmen können, andernfalls von der Hilfsmittelversorgung ausgeschlossen würden. Ein nur mittelbarer Ersatz der ausgefallenen Funktionen in einem räumlich eingeschränkten Teilbereich reicht danach aus, um die Hilfsmitteleigenschaft eines Geräts annehmen zu können. Dies entspricht im Übrigen ständiger Rechtsprechung des BSG. (...)

Der Hilfsmittelkatalog sieht also vor, dass ein Krankenfahrstuhl als Hilfsmittel ausdrücklich gewährt werden muss. Da Hilfsmittel verschiedene Funktionen erfüllen, lässt sich nicht argumentieren, dass eine Hilfsmittelversorgung nur in Betracht kommt, wenn es ein Mehr an Selbständigkeit liefert. Soweit Hilfsmittel eine Behinderung nur ausgleichen oder etwa nur den Erfolg der Krankenbehandlung sichern bzw. nur einer Verschlechterung des Gesundheitszustands vorbeugen, geht mit dem Einsatz des Hilfsmittel nicht automatisch ein Mehr an Selbständigkeit einher.

Der Konflikt um die Finanzierung führt in der Praxis dazu, dass gerade mit alten und hilflosen Versicherten dieser Streit um die Auslegung der Vorschriften geführt wird. Solche Streitigkeiten dürfen die Kranken- und Pflegekassen aber nicht auf dem Rücken der Versicherten austragen, die ein Hilfsmittel dringend benötigen – wie etwa die 72-jährige Klägerin. Gerade da, wo die zuerst zuständige Kasse das Hilfsmittel gewährt oder verweigert und dann noch Regressansprüche gegen die Alten- und Pflegeeinrichtung geltend machen kann, wird gezeigt, mit welcher Haltung die Kassen gegenüber wehrlosen Hilfsbedürftigen agieren. (So bereits das Sozialgericht Mainz im rechtskräftigen Urteil vom 16.6.1994, Az. S5K31/93, betreffend die Gewährung eines Lagerungs-Ringkissens als Hilfsmittel, das Urteil des SG Mainz vom 22.12.1995, Az. S1K58/94, betreffend die Gewährung eines Toilettenstuhles sowie das Urteil des Sozialgerichts Mainz vom 12.7.1996, Az. S5K2/95, betreffend die Kostenerstattung für eine Anti-Dekubitus-Matratze.)

Wie das Altenzentrum in seinem Schreiben vom 6.10.1997 ausführte, verfügt die Einrichtung nur über einige Faltrollstühle, die für die Hilfestellung in akuten Notfallsituationen, nicht aber zum dauernden Einsatz vorgehalten werden. Entgegen der Auffassung der beklagten Krankenkasse gehören Hilfsmittel, wie Anti-Dekubitus-Matratzen, Rollatoren, Krankenfahrstühle etc., auch nicht zur Grundausstattung eines Pflegeheimplatzes. Derartige Hilfsmittel sind vielmehr bei bestimmten Krankheitsverläufen der Bewohner erforderlich. Damit sind sie grundsätzlich dem Verantwortungsbereich der Krankenkassen entzogen (vgl. Urteil des Sozialgerichts Ulm vom 29.2.1996, Az. S1Kr723/95). Die von den Kassen benannten Qualitätskriterien des SGB 5 (§ 72, Abs. 3, Satz 1 SGB 5) begründen keine Leistungsverpflichtung der Einrichtung. Insgesamt wurde der Klage stattgegeben, wie es juristisch heißt.

Dieses Urteil habe ich bewusst mit den wichtigsten

Passagen dokumentiert. Es macht klar, wie immer wieder die Betroffenen, die Ärmsten der Armen, die vom Schicksal am meisten Geschlagenen, die Alten und die Schwachen, regelrecht ausgetrickst werden. Ich habe immer noch diese verräterische Aussage eines Krankenkassenvorsitzenden im Ohr: »Erst einmal lehnen wir alles ab. Wir warten auf den Widerspruch und zahlen dann. Denn allein durch die wenigen Widersprüche machen wir durch diese Ablehnungshaltung Gewinn.«

Interessant in diesem Zusammenhang ist das Faktum, dass der Qualitätsanspruch an die Pflege ständig steigt, und zwar zu Recht. Die es am schwersten haben, dürfen in einer humanen Gesellschaft nicht die Letzten sein, die die Hunde beißen. Nur der Kostenschlüssel ist geblieben und passt sich den geforderten Maßstäben nicht an. Was gewachsen ist, ist die Bürokratie. Hier liegt der Widerspruch. Alle von mir angesprochenen Pflegeeinrichtungen äußerten sich in analoger Weise; so sagte mir eine Heimleiterin: »Es wird immer mehr an Berichterfassung gefordert und auf die notwendige Kontrolle und Transparenz verwiesen. Mein Personalschlüssel kann sich den Forderungen aber gar nicht anschließen, der aufgrund der Kostensituation und der Kostenschlüssel stagniert. Immer wieder wird das einzelne Heim mit vielen anderen verglichen und daraus eine Summe gezimmert, die, egal wie man sie dreht und wendet, immer zum Vorteil der jeweiligen Krankenkasse ist. Der vom System erzwungene Druck kommt immer beim betroffenen Kranken, beim Pflegefall an. Denn sie sind die wahren Opfer dieses Gesundheitswesens.«

Durchgängig waren alle für eine hohe Versorgungsqualität und für die notwendige Transparenz, denn so könne auch die eigene gute Leistung dokumentiert werden. Außerdem hätten es die schwarzen Schafe (die es in jedem Berufszweig gibt) dadurch immer schwerer. Der Qualitätsanspruch und die Transparenz wäre sicherlich leichter durchzusetzen, wenn er nicht an einen niemals abzuarbeitenden Berg formeller Ritualien gebunden wäre, nicht an das völlig unsinnige Erstellen von Listen, die in der Folge zu Papierbergen werden. Diese sinnlos vergeudete Zeit mit dem Führen von Listen sollte man eher einsetzen in die Pflegequalität und in den menschlichen Umgang der zu Pflegenden.

Uninformierte Sachbearbeiter

Ein anderes Problem sind die uninformierten Sachbearbeiter. Im hier vorliegenden Fall gab es eine Information vonseiten der AOK an ein Pflegeheim: Das bis dahin finanzierte Katheterset werde als Set nicht mehr bezahlt. Punkt. Wie wichtig es ist, eine engagierte, mitdenkende und kämpferische Heimleitung zu haben, zeigt dieses Beispiel.

Als sich die Heimleiterin bei der Kasse erkundigte, welche Teile des Sets die Kasse denn nun dem Patienten zu bezahlen gedenke und welche nicht, bekam sie am Telefon folgende Auskunft: »Weiß ich nicht, da hab ich keine Ahnung.« Die AOK-Sachbearbeiterin kannte weder die einzelnen medizinischen Bezeichnungen für die Teile des Kathetersets, noch hatte sie einen Vorstellung, wozu sie benutzt werden. Sie wusste nur, dass sie eine Sparmaßnahme durchzuführen hatte, deren Auswirkung sie in der Konkretion nicht abschätzen konnte.

Nun findet man in jeder Behörde Informierte und Uninformierte. Man muss sich aber einmal in die Lage einer Fachkraft versetzen, die im Pflegebereich auf bestimmte Hilfsmittel angewiesen ist und sich nun von Pontius zu Pilatus bei der Kasse durchtelefonieren kann, um irgendjemanden zu finden, der ihr sagt, wie das denn nun stattdessen funktionieren soll. Also erteilte die pragmatisch denkende Heimleitern der Kassenangestellten einen kleinen Nachhilfeunterricht. Beide saßen am PC, holten sich gemeinsam eine Darstellung des Kathetersets auf den Bildschirm, gingen am Telefon jedes Teil durch. Grenzwertig wurde das Gespräch, als es um das Desinfektionsmittel ging. Um einen Blasenkatheter zu setzen, wird vorab der Eingang der Blase desinfiziert. Hierbei handelt es sich um ein Produkt, das im direkten Zusammenhang mit der Krankheit des Patienten steht und deshalb von der Kasse bezahlt werden muss. In einem Nebensatz erwähnte die Heimleiterin, dass ein normales Desinfektionsmittel, mit dem sich die Pflegekräfte ihre Hände desinfizieren oder das dem Putzwasser zugesetzt wird, vom Heim gestellt werden muss. Schon witterte die Sachbearbeiterin eine Sparmöglichkeit für ihre »Firma«. Im Brustton der Überzeugung erklärte sie, dass der betroffene Patient/Patientin vor dem Setzen des Katheters doch ebenfalls mit dem Desinfektionsmittel für die Hände zu behandeln sei. Im ersten Moment blieb der Heimleiterin die Luft weg: Das meinte die Krankenkassendame doch nicht im Ernst? »Die naiv gefährliche Ansicht, desinfiziert sei eben desinfiziert, lässt nur die Hoffnung zu, dass es sich hierbei um einen der vielen Einzelfälle von nicht informierten Sachbearbeitern handelt!« Mit einem Desinfektionsmittel für die Hände einen Blaseneingang zu desinfizieren wäre Körperverletzung, nicht nur wegen der enormen Schmerzen, die man dem

Patienten zufügte! Warum ich dieses Beispiel notiere, ist schnell erklärt: Immer wieder erfahren Mitarbeiter in der Pflege, dass es bei der Kasse nur mehr eine Leitperspektive gibt: Geld. »Ich könnte denen sparen helfen«, sagte mir die Heimleiterin. »Manchmal habe ich den Eindruck, die beschäftigen ungefähr ebenso viele Sachbearbeiter, wie es Mitarbeiter in der Pflege gibt. Wir haben hier alle Hände voll zu tun, und die Kassen investieren vor allem in den Ausbau ihres uns permanent belastenden und bei der Arbeit behindernden Apparates. Was hat das für einen Sinn? Vielmehr: Wer bezahlt diesen Unsinn?« Auf die letzte Frage weiß der Leser dieses Buches schon lange die Antwort.

Kostenfaktor Pflegebedürftige

Die Auseinandersetzungen um die Versorgung mit Pflegehilfsmitteln und Hilfsmitteln im Sinne der gesetzlichen Krankenversicherung bieten seit Jahren permanenten Anlass für Auseinandersetzungen um die Frage, aus welchem Topf das Geld fließen soll: aus dem der Krankenkasse oder dem der Pflegekasse. Und dann gibt es noch den tieferliegenden Streitpunkt: Wer füllt nun ihre Konten? Natürlich sind es die gleichen Beitragszahler. Das Spiel auf Kosten der Bedürftigen lautet: rechte Tasche, linke Tasche. Wahlweise ist in der einen oder anderen nichts drin. Landet alles vor dem Kadi, werden selbst höchstrichterliche Entscheidungen des Bundessozialgerichts diskutiert und interpretiert, je nachdem, wer Kläger und wer Beklagter ist. Es geht im Einzelnen immer wieder darum, welche Hilfsmittel die GKV (gesetzliche

Krankenversicherung) nach § 33 Abs. 1 SGB 5 ihren Mitgliedern finanziert und welche Pflegehilfsmittel im Sinne von § 40 Abs. 1 SGB XI Patienten beanspruchen können.

Karl Jung, der ehemalige Staatssekretär im Bundessozialministerium, wird als Vater der Pflegeversicherung bezeichnet. Am 28. Juni 2003 war in der Frankfurter Rundschau zu lesen, dass ausgerechnet er bestimmte Regelungen über die Pflegehilfsmittel nach § 40 SGB XI für misslungen hält. So ist vorgeschrieben, dass an jedem Pflegebedürftigen, je nach Pflegestufe, jeden Tag bestimmte Verrichtungen vorgenommen und dokumentiert werden müssen. Dafür hat die Pflegekraft ein gewisses Zeitbudget. Nach diesen Vorgaben werden alte Männer mit wenig Haaren auf dem Kopf jeden Tag gekämmt. Man wird auch vorschriftsmäßig geduscht oder gebadet, ob es dem einzelnen Patienten nun passt oder nicht. Wie sagte mal ein alter Hamburger zu diesem Unfug, der an Nötigung grenzt: »Ich bin in meinem ganzen Leben nie und nimmer jeden Tag in die Badewanne gesessen. Da beschleicht mich doch das Gefühl, dass ich mich auflöse.« Er bat den ambulant tätigen Pfleger, statt ihn in die Wanne zu setzen, ihm lieber eine Kiste Mineralwasser zu besorgen. Doch das darf der nicht. Das gehört nicht zu den Pflegemodulen. Damals war Jung noch im Amt. Er gelobte, Pflegevorgaben in ein Zeitbudget zu verwandeln, um den individuellen Bedürfnissen gerecht zu werden. Geändert hat er nichts. Es darf weiter »moduliert« werden.

Doch zurück zu den Hilfsmitteln. Wer hier nachschaut, kommt ans Beten: »Herr, lass mich doch nie zum Pflegefall werden.« In Karl Jungs Analyse des Reformbedarfs der Pflegeversicherung nimmt gerade das Abgrenzen der

Zuständigkeiten einen prominenten Platz ein. Zur gleichen Zeit verkünden hingegen die Spitzenverbände der Krankenkassen, die Hilfsmittelproblematik bedürfe keiner gesetzgeberischen Änderung, denn sie sei im Prinzip geklärt. Gegen diese Aussage spricht, dass weder die Herzog-Kommission – unter Leitung des Altbundespräsidenten Roman Herzog befasste sie sich 2003 mit dem Thema »Soziale Sicherheit. Zur Reform der sozialen Sicherungssysteme« – noch die Rürup-Kommission, benannt nach dem Ökonomie-Professor Bert Rürup – die unter dem Titel »Nachhaltigkeit in der Finanzierung der Sozialleistungssysteme« dieses Problemfeld beackerte.

Sicher ist, dass Pflegebedürftige Anspruch haben auf Versorgung mit Pflegehilfsmitteln, die zur Erleichterung der Pflege oder zur Linderung der Beschwerden des Pflegebedürftigen beitragen und ihm eine selbständige Lebensführung ermöglichen, soweit die Hilfsmittel nicht wegen Krankheit oder Behinderung von der Krankenversicherung oder anderen zuständigen Leistungsträgern zu leisten sind (§ 40, Abs. 1, SGB XI).

Die Pflegebedürftigen sind dieser Auseinandersetzung um die Auslegung des Gesetzestextes ausgeliefert. Viel zu oft – die Fallbeispiele könnten allein ein Buch füllen – werden im Pflegebereich Hilfsmittel vonseiten der Krankenkassen abgelehnt. Steht dem Pflegebedürftigen dann niemand aus seinem sozialen oder familiären Umfeld oder eine engagierte Heimleitung bei und hilft ihm beim Formulieren des Widerspruchs (denn der Betroffene muss ihn einlegen), passiert genau das, was der Kassenmann sagte: »Erst mal lehnen wir alles ab und warten dann auf den Widerspruch und zahlen dann. Denn durch die wenigen, die Widersprüche einlegen, machen wir durch die Ablehnung Gewinn!«

Soll ein Mensch, der Pflege braucht, die Sozialgesetze studieren? Und blickt überhaupt noch jemand durch, welche Paragraphen, Richtlinien, Vorgaben für welchen Einzelfall gelten? Oder andersherum gefragt: Hat ein Pflegebedürftiger die Kraft oder das Geld, sich über einen Spezialanwalt sein Recht zu holen? Genau hier fängt die gesellschaftspolitische Diskussion an. Wie kann es sein, dass die Kassen (alle Körperschaften öffentlichen Rechts) über ihre Spitzenverbände in der Öffentlichkeit den Eindruck erwecken, als sei die Hilfsmittelproblematik geklärt? Wie kann es sein, dass Kassen immer wieder neue Abgrenzungskataloge überarbeiten und verabschieden, ohne dass die zuständigen Sozialministerien in Bund und Ländern tätig werden? Sie beaufsichtigen die Körperschaften.

Die Grauzone, denke ich, liegt im Interesse derer, die auslegungstechnisch am längeren Hebel sitzen. Natürlich kann jemand, der seit Jahr und Tag Heil- und Hilfsmittel bewilligt oder ablehnt, dem frisch Betroffenen helfen, dass er zum Nötigen kommt. Sofern er aber im Interesse einer gewinnorientierten Unternehmung agiert, wird er den Teufel tun, schlafende Anspruchsberechtigte zu wecken und ihnen auf Kosten seines Unternehmens beizustehen. Natürlich kann man vom Schreibtisch aus den Gesetzestext drehen und wenden, bis seine Vorgaben zur Gewinnmaximierung passen. Also, wat is en Dampfmaschin? Da stelle mer uns janz dumm. Nur – in der Zwischenzeit liegt der Mensch schon längst wund, weil die Kasse die Kostenerstattung für eine Anti-Dekubitus-Matratze hinauszögert. Von Einzelfällen kann da längst keine Rede mehr sein. Ablehnung, wenn überhaupt Widerspruch, Ablehnung des Widerspruchs – dieser juristische, formale Papierkrieg verschlingt so viel

Zeit, dass sehr viele Pflegebedürftige vor Klärung der Angelegenheit die Augen für immer schließen und zuvor Qualen ertragen müssen, die ein reiches Land ihnen leicht ersparen könnte. Auch eine Art, Geld zu sparen!

Nun höre ich von Kassen, ihren Vorständen, ihren Presseabteilungen, immer wieder die hehre Aussage: »Wir sind verantwortlich gegenüber der Sozialgemeinschaft, wenn es um Ausgaben geht«, so, als hätten sie das eingebaute Gewissen und würden sich für die Geldbeutelschonung des Beitragszahlers zerreißen – wahre Idealisten, die sich der gefährlichen Gier der Leistungsempfänger verweigern. Für mich ist das eine lügnerische Attitüde. Wenn ich an die vielen Fälle denke, die mir in den vergangenen Jahren allein nach meinen Vorträgen schriftlich und mündlich mitgeteilt wurden, so glaube ich nicht an das Hohelied von der sparsamen Beitragsverwaltung. Hinter der ganzen Hilfsmitteldiskussion steckt System.

Meines Erachtens sind hier Gesetzestexte bewusst mit Kann-Bestimmungen ausgestattet worden, die im Effekt eine Minderung der Leistungen bedeuten, weil nur der ausgefuchste Spezialist mit dem Ellbogen-Gen noch kriegt, was er braucht. Wer nicht um seine Heil- und Hilfsmittel kämpfen kann oder wer keinen hat, der es für ihn tut, resigniert.

Kostendämpfung an dieser Ecke geht so: Wenn die Zuweisung eines Hilfsmittels in den Zuständigkeitsbereich der Krankenkasse fällt, orientiert man sich an den sogenannten WANZ-Kriterien; sie stehen für: *wirtschaftlich, ausreichend, notwendig, zweckmäßig*. Klingt ja so vernünftig. Aber diese Eigenschaften sind alles andere als geeignet zur Bestimmung konkreter Ansprüche. Was »ausreichend« ist, das (würde Theodor Fontane sagen) ist ein weites Feld! WANZ-Kriterien lassen sich wie ein Kaugummi in jede erdenkliche Richtung ziehen. Damit kann man eine unterbeschäftigte Justiz in Brot und Arbeit bringen. Da ist Raum für wuchernde Zusatzbestimmungen und ergänzende Zusatzbestimmungen von erweiterten Zusatzbestimmungen. Und so sieht es in der Sozialgesetzgebung auch aus – ein künstlich angelegter Urwald von feinster Undurchdringlichkeit, in der sich bald nur noch Kassenspezialisten und neurotische Pedanten im Ruhestand auskennen.

Häufig drehen sich die Auseinandersetzungen darum, in welchem Umfang Pflegeheime oder Behinderteneinrichtungen Hilfsmittel vorhalten müssen, welcher Kostenträger Ansprüche auf Hilfsmittel zu erfüllen hat und wie der Vorrang oder Nachrang der nebeneinander bestehenden oder denkbaren Zuständigkeiten zu beurteilen ist. An jeder Ecke dieses Areals wird gefeilscht. Auf der Strecke bleiben die Hilfsbedürftigen. Der Gesetzgeber lässt zu, dass die Auseinandersetzungen sich in die Länge ziehen. Auch dies ist Absicht, sonst hätte man die Kritik daran längst aufgenommen. Rechtssicherheit bei Hilfsmitteln will man nicht herstellen, was die lange Liste der Gerichtsverfahren bis hin zum Bundessozialgericht zeigt. Und in den politischen Stellungnahmen zu diesem Thema, das in der komplexitätsscheuen Öffentlichkeit nicht diskutiert wird, fragt keiner nach dem Ergebnis.

Der Versuch, Gesetzesänderungen zu erzielen, scheitert oft kläglich. Mein Beleg: Eine Stellungnahme der Bundesregierung (BT-Drucksache 15/308, Seite 10), in der sie eine Bundesratsinitiative zu diesem Thema zwar wegen ihres korrekten fachlichen Ansatzes begrüßt, eine Klarstellung der Regelungen aber letztlich nicht für notwendig erachtet. Dennoch reicht die Länderkammer den Gesetzesentwurf an den Bundestagsausschuss für Gesundheit und soziale Sicherung weiter. Dieser veranstaltet, wie es sich gehört, eine Anhörung der Verbände zur Rechtslage und zur sozialpolitischen Dimension der Hilfsmittelproblematik.

Am 21. Mai 2003 lehnt der Ausschuss den Gesetzesentwurf ab. Dieses Nein können die Spitzenverbände der Krankenkassen als Erfolg für sich verbuchen. Denn sie wollten die bestehende Rechtslage zementieren.

Fatal sind die Folgen: Nach § 128 SGB V ist das Hilfsmittelverzeichnis nichts anderes als eine Art Absichtserklärung der Kassenverbände und als Auslegungshilfe rechtlich unverbindlich! Wer die Macht besitzt, haben sie damit klargestellt. Ein Abgrenzungskatalog wird von den Financiers ausgestellt und bindet sie nicht einmal daran, wie vereinbart zu verfahren. Aus der Liste der Hilfsmittel, die von den Kassen übernommen werden, ist in letzter Konsequenz ein Instrument geworden, sie abzulehnen – frei nach der Prämisse: Es wird bei denen gespart, die sich am wenigsten dagegen wehren können.

*

Wie das aussieht mit dem Sparen? In einem Pflegeheim in Bayern diskutiere ich im April 2010 mit der Heimleitung über die sogenannten Pflegekosten. Wir sprechen über den Tagessatz pro Kopf für Verpflegung, der für fünf Mahlzeiten 3,78 Euro ausmacht. Immer wieder höre ich von Praktikern, dass die Kassen einen Durchschnittswert vergleichbarer Häuser heranziehen und so auf diese Pro-Kopf-Pauschale kommen. Alle bestätigen mir, dass der Gesetzgeber das zwar so nicht vorsieht, aber es sei einfach »*gängige Praxis*«!

Die Heime verhandeln mit den Kassen, und ich erlebe bei meinen Besuchen, wie in kleinen bis mittleren Pflegeeinrichtungen ein täglich neuer Kampf geführt wird, um mit dem Geld auszukommen. Es geht um Investitionskosten, Pflegekosten, Unterkunft und Verpflegung und Pflege als Dienstleistung. Es gibt mehrere Töpfe, aus denen das notwendige Geld kommt. Die gesetzliche Krankenversicherung leistet einen Beitrag, die Pflegeversicherung, die Rentenversicherer, die Sozialämter. Dazu kommen Praxisgebühr beim Arztbesuch und die Zuzahlungen. Das Leistungsangebot hat sich nach und nach verändert. Dass Häuser miteinander verglichen werden, um einen Durchschnittswert zu bilden, erinnert mich an die ärztliche Tragödie mit den Regressen. Auch hier geben Kassen und Kassenärztliche Vereinigungen (KV) den Ärzten auf, ihre Patienten gemäß einem Durchschnitt aller Ärzte in einer Region zu behandeln. Das heißt: In einer Kommune sind vielleicht 26 Ärzte tätig, die im Schnitt eine gewisse Anzahl von Krankengymnastik-Therapien verschreiben. Liegt der Arzt nun außerhalb dieses Schnitts und bleibt trotz Mahnungen der KV bei seinen für notwendig erachteten Verordnungen, muss er mit Rückzahlungsforderungen rechnen – die Kosten für die verordneten Therapien werden ihm von seinen Abschlagszahlungen abgezogen, die er von der KV für die Behandlung seiner Patienten erhält. Es spielt keine Rolle, ob der Arzt nun aufgrund äußerer Faktoren eine höhere Anzahl von Patenten hat, die einer Krankengymnastik bedürfen, während sein Kollege vielleicht eine Patientenstruktur hat, in der die Verordnung »Krankengymnastik« kaum einmal ansteht. Da kommt Freude auf, wenn wir als Patienten vielleicht aus einsichtigen Gründen erwarten, dass der Doktor uns Krankengymnastik verordnet. Nein, es ist eben nicht normal! Es ist ein statistisches Spiel, in dem Arzt und Patient immer die Verlierer sind. Es ist immer das gleiche Muster, mit dem Arzt und Patient, Pflegeheim und Pflegender gegeneinander ausgespielt werden.

Bleiben wir beim Pflegeheim und bei dem genannten Pro-Kopf-Satz für Verpflegung von 3,78 Euro. Da müssen die in der Küche schon sehr kreativ arbeiten, um überhaupt etwa Genießbares auf die Teller zu zaubern. Für mich ist da völlig unverständlich, warum die Kranken- und Pflegekassen nicht mehr auf die Praktiker hören, die tagtäglich mit Pflegebedürftigen umgehen. Die Auflagen, die vonseiten der Pflegeheime erfüllt werden müssen, sind klar definiert. Medizinischer Sachaufwand, Desinfektionsmittel, Reinigung bis zur Handdesinfektion für Pflegepersonal. In mehreren Urteilen hat das Bundessozialgericht (BSG) 2002 dazu festgestellt, unter welchen Voraussetzungen Hilfsmittel bei vollstationärer Pflege zur Ausstattung eines Pflegeheimes gehören bzw. eine Leistungspflicht der gesetzlichen Krankenversicherung (GKV) nach § 33 SGB V besteht. Interessanterweise verabschieden die Kassen – in die wir alle einzahlen – trotz dieses Paragraphen – im Alleingang einen Abgrenzungskatalog, der von ihnen geändert und überarbeitet wird. Die Kassen entscheiden selbst, was sie zahlen und was nicht.

Wie hier um Mittel geschachert wird, zeigen ein paar Beispiele. Werfen wir also einen Blick in den Abgrenzungskatalog: Ellbogen- und Fersenschützer (Sitz- und Liegehilfen) sind Hilfen, die ausdrücklich Knochenbrüchen vorbeugen sollen. Für sie ist das Heim zuständig.

Es hat eine »qualifizierte« Pflege sicherzustellen. Es ist auch angehalten, Dekubitalgeschwüre soweit wie möglich zu verhindern.

Dienen diese Hilfsmittel allerdings der Be- und Nachbehandlung eines Bruchs, ist die Krankenkasse verpflichtet, für die Schutzschienen aufzukommen. In Zweifelsfällen kann der Abgrenzungskatalog zu Rate gezogen werden. Den Kassen-Sachbearbeiter vor Ort bindet das Regelwerk aber nicht bei seiner Entscheidung. Den Katalog findet man im Internet unter www.vincetz.net/ah-download/downloads_stationaercfn//arbeitshilfen.

Kampf um den Rollstuhl

Kuriose Kämpfe werden immer wieder um den Rollstuhl geführt. Im vorliegenden Fall geht es um einen 86-Jährigen, der demenzkrank im Pflegeheim lebt. Die Kasse lehnt einen Rollstuhl für ihren Versicherten ab. Die Heimleitung legt Widerspruch gegen den Bescheid ein und begründet ihn: Der Patient, ein Leben lang ein sehr frommer Mensch, besuche intensiv Gottesdienste und die Kapelle und bete dort den Rosenkranz. Er liebe die Natur und fühle sich bei den Spaziergängen über die Felder besonders wohl. Seine Familie, sehr um ihn bemüht, komme regelmäßig, begleite ihn in die Natur und nehme ihn mit zum Kirchgang. Bis zu diesem Antrag auf einen Rollstuhl habe er allein gehen können. Doch nun seien die körperlichen Kräfte am Schwinden. Ein Arzt des Medizinischen Dienstes der Krankenkassen (MDK) sucht ihn auf und befragt ihn, wo er denn vergangenen Dienstag gewesen sei? Er weiß nicht mehr, dass er in

Begleitung seiner Tochter einen Rosenkranz in der Kirche gebetet hat. Er erinnert sich auch nicht mehr daran, dass er am Sonntagnachmittag spazieren war. Dies genügt der Krankenkasse. Sie erklärt: Ein demenzkranker Patient kann nicht selbständig entscheiden, wohin er gehen will. Eine aktive Teilnahme am täglichen Leben findet also nicht mehr statt. Deshalb benötige er auch keinen Rollstuhl! Ein starkes Stück, wie ich finde.

In den AOK-internen Anmerkungen und Bearbeitungshinweisen zur Produktgruppe 18 ist zu lesen: »Durch die Änderung des § 33 SGB V durch das GKV-WSG (Wettbewerbsstärkungsgesetz) besteht nun ein Leistungsanspruch der Pflegebedürftigen, unabhängig vom Rehabilitationspotenzial. Auf diese Weise hielt das Gesetz die zuvor ergangene Rechtsprechung auf. Bei der Rollstuhlversorgung ist daher zunächst zu prüfen, ob damit eine aktive oder passive Teilnahme am Gemeinschaftsleben in einem gewissen Umfang ermöglicht wird. Die Kernfrage ist, ob das Krankenfahrzeug zur Heimausstattung zählt. Hinweise darauf können sein: Der Rollstuhl wird im üblichen Pflegebetrieb verwendet, z. B. ans Waschbecken fahren. Der Rollstuhl wird im Rahmen der aktivierenden Pflege benötigt, z. B. Bewegungsförderung. Der Rollstuhl wird von mehreren Heimbewohnern benutzt.

Wird der Rollstuhl also selbstbestimmt und ausschließlich von einem Versicherten benutzt, bezahlt ihn die Krankenkasse. Wird dem Pflegebedürftigen durch den Rollstuhl eine aktive oder passive Teilnahme am Gemeinschaftsleben in einem gewissen Umfang ermöglicht, zahlt ihn das Heim. In der Rechtsprechung des Sozialgerichtes Mainz, Az. S6K112197, vom 28.10.1997, lautet das Urteil: »In dem Rechtsstreit der Frau XY, vertreten durch den Betreuer Pflegerin XXX gegen AOK Hessen als Beklagte, hat die 6. Kammer des Sozialgerichtes Mainz ohne mündliche Verhandlung am 28.10.1997 für Recht erkannt: 1. Der Bescheid vom 4.07.1997 in Gestalt des Widerspruchsbescheides vom 29.09.1997 wird aufgehoben und die Beklagte verurteilt, der Klägerin leihweise einen Krankenfahrstuhl zu überlassen. Ein Rollstuhl ist ein Hilfsmittel, das zu Lasten der Krankenversicherung auch in Alten- und Pflegeheimen zur Verfügung gestellt werden muss.

Tatbestand: Die Beteiligten streiten darüber, ob die Beklagte verpflichtet ist, der Klägerin leihweise einen Krankenfahrstuhl zur Verfügung zu stellen. Die bei der Beklagten gegen Krankheit versicherte Klägerin lebt im Caritas Altenzentrum. Sie leidet an einer endogenen Psychose, Osteoporose, Sehschwäche, Urininkontinenz und Desorientiertheit sowie einer kompensierten Herzinsuffizienz. Sie erhält seit 01.07.1996 Leistungen zur stationären Pflege nach Pflegestufe III des Pflegeversicherungsgesetzes. Ihre behandelnden Ärzte XXX verordneten am 16.06.1997 wegen dieser Erkrankung einen Krankenrollstuhl. Laut Kostenvoranschlag der Firma Rehabedarf vom 19.06.1997 betragen die Kosten für einen solchen Rollstuhl DM 1.139,55. Mit Bescheid vom 04.07.1997 lehnte die Beklagte die Versorgung mit einem Rollstuhl im Wesentlichen mit der Begründung ab, Voraussetzung hierfür sei, dass das Hilfsmittel zu einer Verbesserung der Selbständigkeit führe. Mit der Versorgung solle eine gewisse Eigenständigkeit für den Versicherten erzielt und somit eine vom Pflegepersonal unabhängige Teilnahme an dem in der Einrichtung wahrnehmbaren gesellschaftlichen Leben ermöglicht werden. Vorliegend könne sich die Klägerin mit dem Rollstuhl nicht mehr eigenständig im Heim fortbewegen. Dies lasse erkennen, dass der beantragte Rollstuhl der Pflegeerleichterung diene. Da die Klägerin im Alten- und Pflegeheim lebe, seien die Kosten für vermehrte pflegerische Aufwendungen in den vereinbarten Pflegesätzen enthalten. Mit dem hiergegen angezeigten Widerspruch macht die Klägerin geltend, durch den Rollstuhl solle die gegebene Einschränkung der Mobilität kompensiert und eine Teilnahme am gesellschaftlichen Leben ermöglicht werden. Mit Hilfe des Rollstuhles könne sie an gemeinsamen Mahlzeiten teilnehmen, Fest und Feierlichkeiten ebenso. (…)«

Es handelt sich hier um keinen Einzelfall, den das Gericht so entscheidet. Was auffällt: Die Justiz formuliert, wenn auch verklausuliert, eine simple Normalität, bevor die Kasse einlenkt. Wie lange es dauert, bis solche Entscheidungen fallen, ist bekannt. Ich spüre in solchen Konflikten den Hintergedanken des Leistungsbewilligers: »Zeit ist Geld, Zuwarten zahlt sich aus, der Patient könnte ja vor der Entscheidung das Zeitliche segnen. Dann hätte man allenfalls die Gerichtskosten zu begleichen.«

Schauen Sie nicht so entrüstet, lieber Leser, liebe Leserin! Denken Sie bitte nach. Welchen Grund (außer dem genannten, wenig menschlichen) veranlasst eine Kasse, es so weit zu treiben, dass nur noch der Klageweg übrigbleibt? Nicht zu vergessen: Was ist mit all den Hilflosen, die niemand unterstützt, die keinen haben, der für sie eintritt? Abgestellt, ruhiggestellt, angeschnallt, durch die Gabe von Beruhigungsmitteln »abgeschossen« (wie Dauermedikamentierung intern heißt) – ist es das, was eine der reichsten Gesellschaften der Erde ihren alten Menschen schuldet? Früher nervten uns die Eltern mit dem Spruch »Sag, mit wem du gehst, und ich sage dir, wer du bist«. Ich möchte diesen Spruch gerne verändern und ihn in Richtung unserer deutschen Gesellschaft adressieren: Sag mir, wie du mit deinen Kindern und alten Leuten umgehst, und ich sage dir, wer du bist! Vielleicht sagen Sie: »Schlimm, aber da kann ja einer allein nichts ausrichten!« Irrtum, wir könnten, wenn wir wollten. Rechnen Sie bitte nach, wie viele Jahre Sie von einem potenziellen Aufenthalt in einem Pflegeheim entfernt sind! Und bedenken Sie: Jeder von uns kann ein solch hilfloser Fall werden! Diejenigen, die uns jetzt mit dem schillernden Appell »Kosten dämpfen« kommen, sind alle privat versichert und haben die finanziellen Mittel, sich durch Zusatzversicherungen solchen Zänkereien zu entziehen. Das sind diejenigen, die in den Talksendungen, etwa bei Anne Will, auf dem Podium sitzen und über Kassendefizite schwadronieren. Kein Einziger von diesen Leuten ist Mitglied der Solidargemeinschaft GKV. Die wirklich Betroffenen sitzen bei Frau Will hinten auf dem Sofa – mit reichlich Abstand zu den Entscheidern und Klugschwätzern, nach dem Motto »Rede nicht mit den Schmuddelkindern, allenfalls über sie!«

Es fehlt an einem Quentchen Zivilcourage und an ein bisschen Mut, laut und deutlich nein zu sagen. Wetten, wir würden diese Abzocker des Systems in die Knie zwingen, damit sie entscheiden, was wir als Kranke, Pflegebedürftige und Behinderte brauchen. Denn wir bezahlen sie alle, ausnahmslos.

23.
Amerika I

Die Freiheit, früh zu sterben

In drei Kapiteln möchte ich mich nun intensiver den amerikanischen Zuständen zuwenden, weil sie die Matrix für jene Zustände bilden, die uns erwarten, wenn *wir alle* – wir Patienten, Ärzte, Therapeuten, Heil- und Pflegeberufler, Krankenschwestern, Apotheker, alle im Gesundheitswesen Arbeitenden –, uns nicht solidarisieren, wenn wir nicht in individuellen und kollektiven Aktionen der Sand im Getriebe sind, der die Horrormaschine zum Stehen bringt.

Ich möchte auch in der Betrachtung der US-Zustände möglichst weit nach unten gehen, dorthin, wo die Effekte einer bestimmten patientenfernen, aber wirtschaftsnahen Strategie beim Patienten als reale Verweigerung von Hilfe ankommen.

*

Schwer ist Donald R. nicht gestürzt, zum Glück. Aber das Knie ist bereits dick geschwollen. Eine Sekunde hat sich der 45-Jährige auf seiner täglichen Fahrt zur Arbeit ablenken lassen. Es ist faszinierend, wenn die Strahlen der Morgensonne auf die Tautröpfchen fallen. Wie eine Perlenkette hängen sie an den plötzlich sichtbaren Fäden der Spinnennetze in den Büschen am Rand des Geh- und Radwegs.

An diesen Tag, einem der letzten im zu Ende gehenden Indianersommer, wird sich Donald R. noch lange erinnern. Nein, nicht wegen des Naturschauspiels. Schon eher, weil er einen Augenblick vergisst, sein Fahrrad vorsichtig auf die mit Holzbrettern belegte Fußgängerbrücke zu steuern. Dunst und Tau haben sie in eine Rutschbahn verwandelt. Wer sich da elegant in die Kurve legt, muss scheitern. Zu spät reagiert Donald R., zieht instinktiv das Knie an. Es knallt zuerst auf die harten Bohlen. Den Rest des Körpers fängt der Ellbogen ab. Beide Körperteile schmerzen. Donald R. weiß, massieren verhindert zu starkes Anschwellen. Der Versuch aufzustehen gelingt. Humpelnd, das Rad schiebend, geht der Software-Programmierer zum nahegelegenen Bürogebäude, unweit der Brücke, die San Francisco mit Oakland verbindet.

Am nächsten Morgen ist das Knie noch immer so dick wie beim Einreiben mit einer Salbe gegen Sportverletzungen am Abend zuvor. Jede Bewegung schmerzt. Donald R. sucht seinen Arzt auf. Dieser tastet die Stelle ab, testet die Beweglichkeit und empfiehlt, um sicherzugehen, das Gelenk röntgen zu lassen. Dazu muss der US-Bürger eine Klinik aufsuchen. Die Aufnahme bestätigt die Vermutung des Doktors: Das Knie ist lediglich stark geprellt.

Donald R. ist erleichtert, besorgt sich eine neue Tube der Sportsalbe in der Drogerie um die Ecke, bandagiert sein Bein und schont es ein paar Tage. Rasch kehrt der nahezu schmerzfreie Alltag zurück. Doch dann schickt das Krankenhaus seine Rechnung. Ein Schock für den Mittvierziger: 535 Dollar kostet die eine Röntgenaufnahme. Nun ist der zur Mittelschicht gehörende IT-Fachmann über seinen Arbeitgeber krankenversichert. Er zahlt pro Monat lediglich 190 Dollar. Den Rest von 80 Prozent der Prämie an das private Versicherungsunternehmen finanziert die Firma. Mit rund 1000 Dollar Beitrag sind die Arztkosten komplett abgedeckt. 15 Dollar muss jeder Patient pro Besuch allerdings noch extra bezahlen. Klinikaufenthalte deckt die Versicherung zu 90 Prozent ab. Den Rest muss der Patient begleichen. Hinzu kommt eine jährliche Selbstbeteiligung an den Versorgungskosten. Bei Donald R. liegt sie bei 280 Dollar. Doch damit nicht genug: Mit den Krankenhäusern hat dieser Versicherer ausgehandelt, dass er für Röntgenaufnahmen nur einen Festbetrag von 345 Dollar übernimmt. So wird der glimpflich verlaufene und weitgehend selbstbehandelte Radunfall zu einer kostspieligen Unachtsamkeit: Donald R. ist um 314 Dollar (rund 215 Euro) ärmer.

Schon dieser Bagatellfall zeigt, wie das teuerste Gesundheitssystem auf unserem Globus funktioniert. Medizinisch und technisch sind die USA Weltspitze. Die Versorgung der Bevölkerung befindet sich hingegen auf dem Niveau eines Entwicklungslandes. Alle 12 Minuten stirbt ein US-Bürger – nicht an einer unheilbaren Krankheit, sondern weil er gar nicht oder schlecht versichert ist. Rund 45 000 Menschen gehen jährlich zugrunde, weil einer der reichsten Staaten die Krankenversorgung den Kräften des freien Marktes überlässt oder – für Ruheständler, Behinderte und Kinder – nach Kassenlage öffentlicher Haushalte finanziert. Und die sind notorisch defizitär.

Autovermietung, Fahrradverleih, Sanitärtech-nik, Brillen, Möbel, Schuhe, Hausgeräte, Gin Tonic, Fotodru-cke übers Internet, Kinokarten, Friseurbesuche (5–10 % Rabatt), Reisebüro (3 % Rabatt auf Pauschalreisen), Fassa-den- und Dacharbeiten (3 % Rabatt) und Theaterbesuche und noch vieles mehr bekommen Sie als AOKplusCard-Be-sitzer. http://www.wdr-aokpluscard.de/partnerliste.php

Europa, du hast es besser, mögen da viele Deutsche, Bri-ten, Skandinavier oder Franzosen denken. Doch dieser Anflug von Häme ist mehr als unangebracht. Denn eine ganze Phalanx von Gesundheitsökonomen preist seit mehr als einem Jahrzehnt Versorgungsmethoden, die Versicherer in den USA entwickelt haben, als beispiel-gebend. Ihnen folgen seit Jahren auch deutsche Gesund-heitspolitiker. Sie übernehmen Konzepte bis hin zu den feinen Sprachregelungen, an denen man sie erkennt, um das Solidarsystem auf den neoliberalen Heilsweg zu trimmen. »Eigenverantwortung« lautet eines der zentra-len Stichwörter. Klingt gut. Welcher gesunde und aktive Mensch möchte schon das Heft aus der Hand geben und sich betreuen lassen. Doch Worte kann man wie das be-rühmte Trojanische Pferd besetzen und damit ins Herz der fremden Stadt eindringen. »Eigenverantwortung« will jeder. Doch plötzlich kostet sie 314 Dollar. Wollten Sie keine »Eigenverantwortung«? Das Kalkül der Wort-besetzer: Um ihre Gesundheit wiederzugewinnen, sind die Menschen bereit, fast jeden Preis zu zahlen.

Man muss nur einmal in die fremde Stadt – sprich: das Sozialsystem Gesundheit – hineingelangen, dann kann man sie im Handstreich erobern. Die Stadt hat bald andere Herren, die bestimmen. Gesundheit wird zum Klondike der Gegenwart, zum El Dorado der Goldgräber, zur Wachstumsbranche Nummer eins. Niemand ist mehr da, der Investoren daran hindert, sie als boomenden Wirtschaftszweig zu begreifen. Jedermann, der Geld hat, kann sich ein Geschäftsfeld erschließen, dessen Umsätze und Renditen sich nahezu beliebig steigern lassen. Die US-Gesundheitswirtschaft gibt diesen Weg vor. Skrupel kennt sie so wenig wie diejenigen Ärzte, die sich ihr unterordnen. Zu ihrem ökonomischen Nachteil ist das nicht unbedingt. Viele verdienen gut dabei, geben dafür freilich ihre Unabhängigkeit auf. Frei zu entscheiden, was zur Gesundung des Patienten geboten ist, das war einmal. Die Folge: Das oberste Gebot ihres Berufsstands – den Patienten niemals zu schaden – wird den Zwängen geopfert.

Die US-Gesundheitsversorgung ist mit dem deutschen System (noch) nicht vergleichbar. Ihre Grundzüge, ihre Entwicklung und ihre auf betriebswirtschaftlichen Vorstellungen beruhenden Methoden zu kennen und zu begreifen, bewahrt die Europäer aber vor Reformen, die ihnen gerade mit ungeheurem Druck aufgeschwätzt werden. Das passiert schleichend und birgt gerade deshalb die akute Gefahr, dass die Bürger auf dem alten Kontinent erst aufwachen, wenn es zu spät ist.

Es ist nicht übertrieben, wenn ich mit Michael Moore und anderen Kritikern des US-Gesundheitssystems feststelle: Da geht es über Leichen. »Das Versorgen Kranker kann sehr kostspielig sein. Nur die Reichsten unter uns können es sich leisten, die Behandlungskosten für eine schwere Erkrankung zu bezahlen.« Solche Merksätze der eigenen Gesundheitsforscher regen die 300 Millionen US-Amerikaner nicht mehr sonderlich auf. Durch die 50 Bundesstaaten und die Hauptstadt Washington geht auch kein Aufschrei, wenn die Bewohner erfahren, dass inzwischen gut 46 Millionen ihrer Mitbürger gegen Krankheiten gar nicht versichert und noch einmal bis zu 40 Millionen Menschen unterversichert sind. Dass Arztbesuche, eine dauerhafte Arzneimittelgabe oder ein Klinikaufenthalt oft dazu führen, sich bis über beide Ohren zu verschulden, dafür das Eigenheim zu veräußern und die Alterssicherung aufzubrauchen, wird nicht als Skandal empfunden. Ist die amerikanische Gesellschaft völlig abgestumpft? Geht die individuelle Freiheitsliebe – jeder ist für sein Glück (und eben auch sein Schicksal) selbst verantwortlich – über alles, auch über Leichen?

Präsident Barack Obama will diesen Zustand unter allen Umständen ändern, ja er hat den Erfolg seiner Präsidentschaft an den Umbau dieses Politikfeldes geknüpft. Millionen haben ihn dafür gewählt. Mir raubt es den Atem, wenn ich sehe, wie schwach Obama sich im realen Kampf mit den Giganten der Versicherungswirtschaft und der Pharma- und Medizinkonzerne ausnimmt. Der massive Protest gegen den Versuch einer Sozialreform wird von den Lobbyistenkartellen angefeuert und finanziert. Wir werden es erleben, wer der Stärkere ist. Während Bill Clintons Präsidentschaft waren die Lobbyisten die Sieger in diesem Kampf. Wache Amerikabesucher berichten mir von der sichtbaren, fühlbaren Macht der Versicherungskonzerne. Warum joggt halb New York? Weil Fettleibigkeit ein Versicherungsrisiko ist und weil die Dicken keine Jobs mehr bekommen. Ab einem bestimmten Alter steht der Führerschein zur Disposition. Wer hat es durchgesetzt? Die Versicherungen. Der Staat ist in Sachen Daseinsfürsorge kaum präsent. Das ist das große Geschäft der Versicherungsunternehmen, die unvorstellbare Geldsummen bewegen und ziemlich souverän mit dem leichtgewichtigen Mitspieler »Staat« umgehen. Im Jahr 2009 schnitt ich mir aus der »Zeit« einen Artikel heraus, in dem von einem Unternehmen berichtet wurde, von dem ich noch nie gehört hatte: »Warum redet in Deutschland niemand von AIG, wenn es um die globale Krise geht? Der weltgrößte Versicherungskonzern hat sie mit verursacht! Er bedroht das internationale Finanzsystem noch immer! Mehr als jede Bank! Außerhalb der Branche ist kaum bekannt, dass AIG eine Art Schattenimperium aufgebaut hat. In 130 Ländern. Mit 74 Millionen Kunden. Unter ihnen sind Tausende von Banken, Versicherern, Großunternehmen, Städten und Gemeinden rund um den Globus – auch in Deutschland. Mit 150 Milliarden Dollar Steuergeld hat die US-Regierung bisher die AIG unterstützt, um den Konzern vor der Pleite zu bewahren. Das entspricht dem Bruttoinlandsprodukt von Ungarn. Noch nie hat eine Regierung so viel Geld eingesetzt, um ein privates Unternehmen zu retten.« Wer Zeit hat für Recherche, möge sich einmal im Internet die »American International Group Inc.« anschauen und dabei im Auge behalten, welche Volumina dort bewegt werden. Staatshaushalte nehmen sich daneben wie Peanuts aus.

Die Mehrheit der US-Amerikaner hält bisher eisern an ihrem Weltbild fest, in dem Staat und Staatsmacht eher misstrauisch beäugt werden. Selbst ist der Cowboy – ein freier Mann in einem freien Land! Traditionell ist die Gesundheitsversorgung Privatsache. Heute bieten 1300 Unternehmen Versicherungspolicen an. Wer sich die hohen Prämien nicht leisten kann, ist auf seinen Arbeitgeber angewiesen. Diesem ist es freigestellt, seine Mitarbeiter und ihre Familien für den Krankheitsfall abzusichern. Welchen Anteil der Arbeitnehmer an der monatlich fälligen Prämie trägt, wie stark sich der Versicherte selbst an den Krankheitskosten beteiligt, welche Zuzahlungen zu leisten und welche Behandlungen nicht abgedeckt sind, handelt die Firma mit einem oder mehreren Versicherern aus. Die Arbeitnehmer können nun einen Anbieter wählen. Meist laufen die Verträge ein Jahr, manchmal nur sechs Monate.

Floriert das Unternehmen, übernimmt es die Prämienzahlung weitgehend oder teilweise. Will oder muss der Arbeitgeber Kosten sparen …

… fällt die Offerte ganz weg,
… sinkt sein Beitragsanteil zulasten der Mitarbeiter,
… erhöhen sich dessen Zuzahlungen für Medikamente,
    Diagnosen, ambulante oder stationäre Behandlung,
… steigt der Eigenanteil des Arbeitnehmers.

Diese Summe muss bezahlt werden, bevor die Versicherung einspringt. Zurzeit übernehmen noch sechs Prozent der US-Arbeitgeber den Versicherungsschutz der Beschäftigten und ihrer Familien. 40 Prozent bieten gar keine Krankenversicherung an. Alle übrigen Firmen beteiligen sich in unzähligen Varianten, mal mehr, mal weniger, am Schutz ihrer Mitarbeiter.

Die Finanz- und Wirtschaftskrise treibt die Zahl der Un- oder Unterversicherten rasch in die Höhe. Die Arbeitslosigkeit ist von Dezember 2007 bis Ende 2009 von knapp fünf auf zehn Prozent gestiegen. Doch sie verschärft nur eine Entwicklung, die schon lange andauert. Die privaten Versicherer sind unersättlich. Von 1999 bis 2009 klettert ihre jährliche Prämienrechnung im Schnitt um satte 131 Prozent, von 5800 auf 13 375 Dollar. Der

Anteil, den die Mitarbeiter bezahlen, steigt in diesem Jahrzehnt um 128 Prozent, von 1543 auf 3515 Dollar.

Das geht doch, denken jetzt viele deutsche Arbeitnehmer: Knapp 200 Euro im Monat in die Krankenversicherung zu stecken wäre für Besserverdienende eine Entlastung. Die Summe entspricht etwa der großen Kopfpauschale, die der FDP vorschwebt. Im Bundestagswahlkampf 2005 hat auch die CDU dieses Modell propagiert.

In den USA zahlen Arbeitgeber und Arbeitnehmer für die private Krankenversicherung zusammen im Schnitt 10 000 Euro pro Beschäftigten. Dies können sich viele Firmen nicht leisten. Und die Mitarbeiter brauchen Geldreserven, um weiter anfallende Arztgebühren, Zuzahlungen und Eigenanteile berappen zu können. Zahn- und Augenbehandlungen samt Brillen und Sehhilfen sind dabei prinzipiell noch nicht einmal abgedeckt. Diese Leistungen müssen selbst übernommen oder über eine Extra-Prämie versichert werden. Kein Wunder also: Die US-Bürger geben unter allen wohlhabenden Industrieländern für ihr Gesundheitssystem mit Abstand das meiste Geld aus. 2009 sind es rund 2,2 Billionen (= 2200 Milliarden!) Dollar. Pro Kopf zahlen die Amerikaner 7450 Dollar, die Deutschen mit 3600 Dollar weniger als die Hälfte. Rein rechnerisch verschlingt die US-Gesundheitswirtschaft knapp 15 Prozent des jährlichen Durchschnittseinkommens eines amerikanischen Privathaushalts, das bei rund 50 000 Dollar liegt. Im Vergleich dazu zahlt ein Deutscher von seinen rund 44 000 Euro Jahreseinkommen im Schnitt 5,5 Prozent.

Massiv belasten die Zuzahlungen die US-Haushalte der weniger Wohlhabenden. Eine vierköpfige Familie, die über ein Haushaltsbudget von rund 20 000 Dollar verfügt, muss für ihren Eigenanteil an Gesundheitsrechnungen mindestens 30 Prozent ausgeben. Wer das Doppelte verdient, zahlt mehr als ein Viertel. Diese wachsende Überforderung veranlasst den Staat, immer neue Versuche zu starten, um diese Bürden zu mildern. An die Ursachen der Kostensteigerungen wagt er sich jedoch nicht heran. Auch die Reforminitiativen unter dem Hoffnungsträger Barack Obama bekämpfen nur die Symptome, statt die Fehlentwicklungen an ihren Wurzeln zu packen. Das weiß die Lobby der Versicherer schon zu verhindern. Die Folge: Es wird noch mehr Geld in die Gesundheitswirtschaft gepumpt.

Etwa 47 Prozent – knapp eine Billion Dollar – der Gesundheitsausgaben entrichten die US-Bürger nicht über ihre Prämien, sondern über Steuern und Abgaben. Damit unterstützen die Zentralregierung in Washington und die Bundesstaaten zunächst einmal 65-Jährige und Ältere – egal, über welches Einkommen sie verfügen –, dauerhaft Behinderte und an schweren Nervenleiden Erkrankte. Diese Geldspritze fließt in das bestehende System: Zu privaten Versicherungspolicen, Eigenbeteiligungen und Zuzahlungen gesellen sich staatliche Zuschüsse. Liefern die Offerten nicht mehr die Gewähr, dass alle Menschen die notwendige Versorgung erhalten, wird staatlicherseits nachgebessert – nach dem immer gleichen Schema. Der Wust an Angeboten, die an finanzielle oder krankheitsbedingte Hürden geknüpft sind, ist verwirrend unübersichtlich.

Das älteste Unterstützungsprogramm ist die *Medicare*-Versicherung. Sie gliedert sich in vier Teile, wobei Langzeitversorgung, Zahn- und Augenbehandlungen nicht versichert sind. Die zwei wichtigsten:

- Versorgung im Krankenhaus für 60 Tage. Daran muss sich der Kranke mit einem Festbetrag von 1100 Dollar beteiligen. Danach wird eine Zuzahlung von mehr als 200 Dollar pro Tag fällig. Diese verdoppelt sich vom 91. Tag an. Arbeitgeber und Arbeitnehmer finanzieren diese Klinikversorgung paritätisch. Jeder schiebt 1,45 Prozent von Löhnen und Gehältern in diesen Topf. Lohnnebenkosten heißt dies bei uns.
- Teil zwei versichert die ambulante Versorgung inklusive Hausbesuche durch Ärzte und Schwestern sowie Vorsorgeuntersuchungen. Pro Monat ist dafür eine Prämie von 110 Dollar fällig. Wer über ein hohes Jahreseinkommen verfügt (85 000 Dollar/170 000 Dollar bei Verheirateten) zahlt einen daran bemessenen höheren Beitrag. Ein Fünftel der Arztrechnung zahlt der Patient dann noch selbst.

Die geforderten Zuzahlungen sind unbegrenzt zu leisten. Daneben können *Medicare*-Teilnehmer sich gegen monatlich 48 Dollar in einen Gesundheitsplan (siehe unten) einkaufen oder gegen 39 Dollar im Monat rezeptpflichtige Arzneimittel günstiger beziehen. Bis 2003 zahlte *Medicare* keine der verschreibungspflichtigen Medikamente. Mit einem Konzert von Einschränkungen, gestaffelten Zuzahlungen und Selbstbeteiligungen trägt sie die Aufwendungen. Ein Beispiel: Jährliche Arzneikosten zwischen 2250 und 5100 Dollar muss der Versicherte selbst übernehmen. Das *Medicare*-Programm kostet die öffentliche Hand zurzeit rund 500 Milliarden Dollar im Jahr. 46 Millionen Amerikaner nehmen daran teil.

Medicaid (= Medizin-Hilfe), ursprünglich für Sozialhilfeempfänger gedacht, finanziert heute die Gesundheitsversorgung von 60 Millionen US-Amerikanern.

Versichert werden Kinder, Schwangere und Eltern mit geringem Einkommen, sofern sie unterhaltspflichtige Kinder haben, sowie Behinderte und Senioren. Die Regeln legt Washington fest, die Zentralregierung übernimmt 57 Prozent der Ausgaben. Die Bundesstaaten können großzügiger verfahren, wenn sie dafür die Kosten tragen. Die Einkommenshürden richten sich nach der Armutsgrenze: Für Kinder unter 6 Jahren darf das Jahreseinkommen einer dreiköpfigen Familie 24 350 Dollar (rund 16 150 Euro) nicht überschreiten. 6- bis 18-Jährige werden versorgt, wenn das Einkommen des 3-Personen-Haushalts nicht mehr als 18 310 Dollar (12 113 Euro) beträgt. Gleiches gilt für Schwangere und in den meisten US-Bundesstaaten auch für die erziehungsberechtigten Eltern. Wer keine Kinder zu versorgen hat, fällt durch die Maschen dieses sozialen Netzes.

Die öffentliche Hand übernimmt auch krankheitsbedingte Ausgaben und Anteile an Versicherungsprämien für die oben genannten Gruppen der Einkommensbezieher, die *Medicare* nicht abdeckt. Armen Rentnern finanziert die Gesundheitsfürsorge Pflegeheimkosten. Aufgrund der höchsten je erlebten Steuerausfälle durch die jüngste Rezession – den Finanzjongleuren haben wir dies zu verdanken – müssen alle Bundesstaaten sparen. Sie haben für 2010 Kürzungen auch bei *Medicaid* angekündigt. Von Kliniken, Ärzten und Arzneimittelherstellern fordern sie Rabatte. Bei den Hilfeempfängern reduzieren sie die Einkommensgrenzen auf das gesetzliche Minimum.

2009 hat die Obama-Regierung versucht, die Steuerausfälle der Bundesstaaten zu kompensieren. 87 Milliarden Dollar hat Washington zusätzlich für die Armenversorgung bereitgestellt. So stehen wenigstens viele Kinder

Arbeitsloser nicht ohne Zugang zum Gesundheitssystem da. Immer mehr Eltern, auch aus der Mittelschicht, ereilt jedoch dieses Schicksal. Mit einer Zusatzversicherung konnten zahlreiche Entlassene, bei höherem Eigenanteil an der Versicherungsprämie – statt 200 mehr als 450 Dollar –, den Fall in das Nichts um neun Monate hinauszögern.

Für 2010 erwarten Gesundheitsexperten, dass die Zahl der *Medicaid*-Bezieher um 4,8 Millionen Menschen wächst und weitere fünf Millionen US-Bürger ohne Versicherungsschutz dastehen. Bereits im Sommer 2009 erklärten 57 Prozent der erwachsenen US-Amerikaner mit Einkommen zwischen 27 000 und 60 000 Euro, sie oder eines ihrer Familienmitglieder hätte wegen der Kosten auf notwendige Therapien verzichtet – von der Zahn- und Arztbehandlung bis hin zu Vorsorgeuntersuchungen. Manche Patienten nehmen die Hälfte der verordneten Arzneimittel ein, um den Nachkauf der Packungen hinauszuzögern.

Doch warum pumpen die Amerikaner Unsummen in ihr Gesundheitssystem, das sie im Krankheitsfall im Stich lässt? Und warum um alles in der Welt behaupten deutsche Gesundheitsökonomen und Gesundheitspolitiker, die US-Versorgungsmodelle seien nachahmenswert, weil sie aus einem »fragmentierten« deutschen Gesundheitswesen ein System »aus einem Guss« formen? Die frühere SPD-Gesundheitsministerin Ulla Schmidt hat gern solche Bilder aus der Schwerindustrie bemüht, um die Vorzüge amerikanischer Versorgungsmodelle zu preisen. Dabei ist die Finanzierungs- und Prämienstruktur des US-Gesundheitsmarktes bereits so zerstückelt, unübersichtlich und intransparent, dass selbst Fachleuten der Durchblick fehlt. Da steckt durchaus Absicht dahinter. Wer die Puzzleteile nicht auseinanderhalten kann, verliert die Übersicht, kann das Bild aber auch nicht zusammenfügen. Eine Kontrolle versagt völlig. Und wie werden die Menschen in einem Land versorgt, das an der Spitze des medizinischen Fortschritts steht?

24.
Amerika II

Je weniger, desto mehr

Mediziner als *Lotse*, *Integrierte Versorgung* (alle für einen Patienten Tätigen verpflichten sich zusammen-zuarbeiten), geführte Behandlung durch Leitlinien und Vorgaben (*managed care*), Betreuung chronisch Kranker durch *Fall-Manager*, Trainer (Coaches) und *Call-Center*, *Gesundheit aus einer Hand* (ein Unternehmen versichert und betreut seine Klienten in eigenen Kliniken und ambu-lanten Zentren) – in den USA gibt es fast alle »modernen« Behandlungsmethoden, weil sie hier erfunden wurden. Häufig werden sie miteinander kombiniert.

Grundsätzlich gilt: Wer den Arzt oder das Kranken-haus frei wählen will, muss höhere Prämien zahlen. Wendet sich der Kranke an Gesundheitsdienstleister, die mit dem Versicherer Verträge ausgehandelt haben, spart er Beiträge oder Zuzahlungen. Hält sich der Patient nicht an solche Vorgaben, steigt sein Eigenanteil. Das Versi-cherungsunternehmen profitiert durch Rabatte, die ihm Ärzte und Kliniken einräumen. Drei von fünf über den Arbeitgeber Versicherte befinden sich in solch einem System. Jeder Fünfte schreibt sich bei einem Unterneh-men ein, das verspricht, die Gesundheit des Versicherten zu erhalten (= Health Maintenance Organisation = HMO). Doch ist der Name auch Programm?

Ein legendäres Gesetz hat einst einem Unternehmer den Weg geebnet, die Menschen zu versichern und zugleich ihre gesundheitliche Versorgung zu organisieren. Wie sich Ex-Präsident Richard Nixon von dem Konzept überzeugen ließ, gibt ein Gesprächsprotokoll aus dem Jahr 1973 wieder. Darin versucht Präsidentenberater John Ehrlichman seinen Chef von der Firmenidee Edgar Kaisers – damals Vorstandschef der Firma Kaiser Permanente – zu überzeugen. Vizepräsident Gerald Ford, zuvor mit dem Ansinnen befasst, HMOs (= Health Management Organizations) in die Gesetzgebung aufzunehmen, sieht dafür keine Notwendigkeit. Also soll der Präsident entscheiden. Nixon bekennt reichlich derb, er sei nicht scharf darauf, sich auch nur mit einem dieser »verdammten Gesundheitsprogramme« zu befassen. Ehrlichman entgegnet, es handle sich dabei aber um ein *privates* Unternehmen. Dies gefällt dem Präsidenten schon viel besser; es geht offenkundig nicht um den ohnehin schon grenzwertig gebeutelten Staatssäckel. Nun erläutert ihm sein innenpolitischer Berater, Kaiser habe ihm Einblick in seine Pläne gewährt, und alle Anreize führten zu weniger Krankenversorgung. Weniger krank = weniger krankfeiern? Hörte sich interessant an. Kaisers Grundsatz, so Ehrlichman, laute: »Je weniger Behandlung« den Patienten zuteilwerde, »umso mehr Geld verdiene« das Unternehmen. »Ausgezeichnet!«, heißt Nixons Urteil.

Eine verheerende Fehlentscheidung: Das HMO-Gesetz tritt noch vor dem ersten Rücktritt eines US-Staatsoberhaupts in Kraft. Der Republikaner Nixon gibt 1974 sein Amt ab, nachdem bekannt wird, dass er zumindest gebilligt hat, dass Geheimdienstler in das Hauptquartier der Demokraten eingebrochen waren, um dort Abhörwanzen zu installieren. Er vermeidet dadurch ein drohendes Amtsenthebungsverfahren. Der Jurist Ehrlichman sitzt wegen seines Parts an dieser Watergate-Affäre 18 Monate im Gefängnis.

Im Schatten dieses Skandals also passiert das Gesundheitsgesetz den Kongress. Die Öffentlichkeit nimmt kaum Notiz davon. Es hebt Vorschriften der Bundesstaaten auf, die zuvor verhinderten, dass die HMO-Unternehmen expandieren. Washington kurbelt mit staatlichen Fördermitteln die Ausbreitung der Organisationen sogar noch an. Arbeitgeber mit mehr als 25 Mitarbeitern werden verpflichtet, HMO-Versorgungspläne anzubieten. Statt des Arztes um die Ecke behandelt die Versicherten jetzt ein Mediziner des Unternehmens. Die Organisation zieht zudem Prämien von ihren Mitgliedern ein. Die Begleitmusik zu dieser Umstellung liefert der Kaiser-Vorstandssprecher Dr. David Lawrence. Den unabhängigen Praxisarzt bezeichnet er als »archaischen einsamen Adler«, der ziellos in den Schluchten einer längst vergangenen Zeit umherfliegt.

Kaiser Permanente (KP) ist heute die größte unter den 765 HMOs in den USA, mit mehr als 8,6 Millionen Mitgliedern, 167 000 Angestellten, 14 600 Ärzten und einem Umsatz von 42,1 Milliarden Dollar im Jahr 2009. An dem Versicherer mit Sitz im kalifornischen Oakland, der 35 Kliniken und 431 Versorgungszentren betreibt, scheiden sich die Geister wie an keinem anderen Unternehmen der Branche. Für die einen ist es eine gemeinnützige Gesellschaft, die versucht, Krankenversorgung finanzierbar zu halten, medizinische Teamarbeit voranzutreiben, um Patienten besser zu behandeln, und die Krankheitsvorsorge anzukurbeln, damit Menschen Leid erspart bleibt. Sie fasse alle diese Maßnahmen unter einem Dach zusammen, was Versicherten lange Wege und Wartezeiten erspart. Kurzum: Die Organisation baut eine zukunftsweisende Integrierte Versorgung aus und auf.

»Kaiser Permanente hat Edgar Kaisers Geschäftsmodell der Gewinnmaximierung nahezu perfektioniert«, sagen die Kritiker. Das Unternehmen zapft virtuos alle Geldquellen an, die das US-Gesundheitssystem bereithält. KP versichert Einzelpersonen, Familien und Wirtschaftsunternehmen, aber auch die Angestellten von Kommunen, Behörden, öffentlichen Einrichtungen in Washington und neun Bundesstaaten sowie von Verbänden und anderen Institutionen.

KP beteiligt sich als Versicherer und Versorger an den fast eine Billion Dollar schweren staatlichen Programmen *Medicare* und *Medicaid*. Da steht noch Staat drauf, aber drin ist Kaiser. Große Städte übertragen dem Konzern die Notfallversorgung. Behandelt werden alle Versicherte, aber auch Rentner und Pensionäre, ausschließlich in den eigenen Kliniken und ambulanten Zentren. Suchen sie andere Einrichtungen auf, müssen sie die Kosten selbst tragen.

Das Unternehmen besteht aus drei großen Zweigen. Zwei firmieren als nichtprofitorientierte oder gemeinnützige Stiftungen. Sie sind für die Krankenversicherungen und die Kliniken zuständig und von der Steuer befreit. Die Permanente Medical Groups betreiben die medizinischen Versorgungszentren: erste Anlaufstelle für alle Patienten, sofern es sich nicht um akute Notfälle handelt. Sie unterliegen keinen Gewinnbeschränkungen. Als Profitcenter würde KP sie aber nie bezeichnen.

Geld verdienen dürfen US-Stiftungen allerdings schon. Begrenzt ist die direkte Ausschüttung des Ertrags an die Kapitaleigner. Die Bundessteuerbehörde akzeptiert zudem, dass nur 51 Prozent der Tätigkeit ohne Gewinnabsicht vonstattengehen. Die KP-Stiftungen »Gesundheitsplan« und »Krankenhäuser« haben ihren Gewinn 2009 – in einem der schwersten Rezessionsjahre in der US-Wirtschaftsgeschichte – um satte 90 Prozent auf 2,1 Milliarden Dollar gesteigert. Gleichzeitig expandiert die Gesellschaft, investiert rund 2,6 Milliarden Dollar und eröffnet vier Krankenhäuser und 17 Versorgungszentren. Im Jahr zuvor musste die Gesellschaft einen Verlust von knapp 800 Millionen Dollar hinnehmen, konnte aber in früheren Jahren auf stattliche Nettogewinne zurückblicken. Beispiel: 2003, der Wirtschaftseinbruch zu Beginn dieses Jahrhunderts ist gerade vorbei, da erzielen die KP-Stiftungen 10,8 Millionen Dollar Reingewinn. Auf Hawaii verlangt das Unternehmen dennoch 14,5 Prozent höhere Prämien von seinen Versicherten. Die Kontrollbehörde genehmigt schließlich eine 11,5-prozentige Steigerung. KP-Mitglieder sind empört. Ein Anwalt beschwert sich mit allem Nachdruck beim zuständigen Versicherungsamt des Bundesstaates, schließlich operiert KP auf der Pazifikinsel in öffentlichem Auftrag. Seine Intervention hilft nichts. Innerhalb von zwei Jahren steigen auf Hawaii die Versicherungsprämien um 20 Prozent.

Im Wirtschaftskrisenjahr 2009 hat an dieser Schraube offenbar niemand zu drehen gewagt. Dass KP seinen Ertrag dennoch auf 3,6 Prozent des Umsatzes steigern konnte, erstaunt besonders, weil der Versicherer binnen Jahresfrist 64 000 Mitglieder eingebüßt hat. Haben da nur kostspielige Patienten ihren Versicherungsschutz verloren? Wohl kaum. Vor allem Arbeitnehmer sind betroffen, weil sie entweder entlassen wurden oder sich ihr Arbeitgeber aus ökonomischen Gründen außerstande sah, Mitarbeitern Gesundheitsschutz anzubieten. Die öffentliche Hand hat hingegen ihre finanziellen Hilfsleistungen massiv aufgestockt, damit ärmere Familien, Kinder, Unterversicherter und Rentner weiterhin halbwegs abgesichert sind. Nur, wer diese Gelder abschöpft, statt sie für Behandlung der Patienten auszugeben, kann bei geringeren Einnahmen und steigenden Betriebsausgaben höhere Erlöse einfahren. Diese Milliarden, mit denen KP nicht nur seinen Wert als Unternehmen steigert, sondern auch seine Marktstellung ausbaut, stammen letztlich stets von den Bürgern, auch wenn die Organisation Einnahmen aus angelegtem Kapital erzielt.

Doch dies ist nur ein Geldquell, wenn auch ein unversiegbarer. Denn eine noch größere soziale Schieflage kann sich auch die Politik in den USA nicht leisten, der Demokrat Obama schon gar nicht.

Den großen Gewinn werfen jedoch nicht die Stiftungen, sondern die Permanente Medical Groups ab. Da sind sich unabhängige Beobachter und Kritiker absolut sicher. Die Angestellten – Ärzte, Pfleger, Krankenschwestern und Therapeuten – profitieren allerdings nicht alle davon, sondern vor allem KP als Eigentümer der Versorgungszentren. Beobachter vermuten, dass sich die Organisation und das jeweilige Management die Erlöse brüderlich teilen. Was dort nach Abzug der Betriebs- und Personalkosten übrig bleibt, hält das Unternehmen allerdings tunlichst und ganz streng unter Verschluss. »Permanente« heißen die Profitcenter übrigens nach einem Flüsschen, das durch Los Altos fließt, eine Stadt bei San Francisco. Dort gewann Henry Kaiser Rohmaterial für die Zementproduktion. Der schwerreiche Industrielle gründete zusammen mit einem Arzt in den 1930er Jahren eine Klinik. Er brauchte Tausende gesunde Arbeiter, die für ihn und im Staatsauftrag einen großen Staudamm bauten.

*

Und wie funktioniert die Geschäftsidee im Alltag? Kaiser Permanente dreht an allen Stellschrauben der Versorgung. Seinen normalen Ärzten zahlt das Unternehmen monatlich mindestens 25 000 Dollar (16 800 Euro). Treten sie in den Ruhestand, winkt ihnen eine Rente von 15 000 Dollar (10 000 Euro) im Monat. Sie müssen sich im Gegenzug verpflichten, das Edgar-Kaiser-Prinzip umzusetzen. Und nur über ein ausgeklügeltes System landet der Verdienst auch auf den Konten der Ärzte. Den Pensionsfonds soll die Organisation auf den Cayman-Inseln, einer Steueroase in der Karibik, langfristig angelegt haben – bei der dortigen Deutschen-Bank-Zweigstelle.

Das Absichern des Ruhestands ist nur ein Mittel, die Mediziner fest an- und einzubinden. Um sie auf Linie zu trimmen, hat sich die Gesellschaft einiges einfallen lassen. Die Mediziner sind keine üblichen Arbeitnehmer wie die meisten ihrer Patienten. Ihr Einkommen besteht aus einem sehr geringen jährlichen Grundgehalt, das weit unter dem obengenannten Monatshonorar liegt. Mehr bringen eine Leistungszulage von 25 Prozent, ein Bonusaufschlag von etwa zwei Monatsgehältern und eine hohe Dividende – sprich Gewinnbeteiligung. Von der gesamten Ärztegruppe (medical group) hängt es ab, wie viel Dollars sie einfährt. Dazu erwirbt jeder Doktor einen Anspruch auf sein Ruhegeld, Erfolgsgratifikationen und eine bewegliche Zulage, die einen Zuschuss zu einer Baufinanzierung einschließt. Zugesagt wird überdies, dass die Arbeitsbelastung über die Zeit der Zugehörigkeit zu Klinik oder Versorgungszentrum sinkt.

Das ausgeklügelte Bezahlsystem hat Charles Phillips bereits vor acht Jahren ausführlich dargestellt und erläutert. Der Arzt kennt die Strukturen aus eigener Anschauung und aus dem Kontakt zu früheren Kollegen. 18 Monate hat er für Kaiser Permanente in einer Notfall-Einrichtung gearbeitet. Diese gegenseitige Abhängigkeit zwischen Ärzten und HMO verschleiert das Unternehmen gegenüber seinen Versicherten ganz bewusst, sagt Phillips. Es scheut keine Mühen, den Menschen das Trugbild vorzugaukeln, die Mediziner seien schlichte Angestellte mit einem Monatsgehalt. Sie können es sich daher leisten, auch das öffentliche Wohl – die Gesundheit der Bevölkerung – im Auge zu behalten. Es gehe in den Ärztezentren jedoch nur darum, Profit zu erzielen – im eigenen und im Interesse des einzelnen Mediziners, seiner Kollegen, aber auch der Besitzer, zugleich ihr Arbeitgeber.

»**Das Vergütungsniveau** der Hausärzte wird begrenzt«, heißt es in Philipp Röslers Eckpunktepapier für die Gesundheitsreform vom Juli 2010. Vom Ruin bedroht, hatten sich die Hausärzte erst ein Jahr zuvor Hausarztverträge erstritten, in denen sie eine Chance zum Überleben sahen. Das ist nun scheinbar Schnee von gestern. Rösler markiert den Anwalt der Bürger: »Die Menschen würden es zu Recht nicht tolerieren, wenn für einzelne Gruppierungen Ausnahmen gemacht würden.« Damit stehen die Hausärzte wieder als Abkassierer da, die eine Leistung erbringen, die es anderswo günstiger gibt. Auch die neue Regierung lässt die alte Katze aus dem Sack: Medizinische Versorgungszentren statt freie Haus- und Fachärzte, oder (in der Sprachverpackung von Franz Knieps): »Ohne moderne Kooperationsstrukturen wird die ambulante Versorgung in Deutschland nicht wettbewerbsfähig bleiben.« Schritt für Schritt passiert das, was ich in meinem Buch »Der verkaufte Patient« im Jahr 2008 vorausgesagt habe: Den freien Haus- und Fachärzten wird der Hahn zugedreht, damit die ach so »wettbewerbsfähigen« MVZ-Einrichtungen durchstarten können. Der Chef des Deutschen Hausarztverbandes, Ulrich Weigeldt, nennt das »Wortbruch« und »die Abwicklung der hausärztlichen Versorgung, die Entwürdigung unserer Arbeit, die Vernichtung unserer Praxen. Es geht um die Existenz.« Auch Wolfgang Hoppenthaler, Chef des Bayerischen Hausärzteverbands, erwartet damit die »Zerschlagung der hausärztlichen Versorgung«. Dr. Jürgen Arnhardt, ein Hausarzt aus Höchstädt, sagt voraus: »Die Versorgung wird zusammenbrechen. Ich befürchte mit Sicherheit ein Aussterben der Hausärzte im Kreis.« Prognose: Regierung rechnet mit dem Aus für Arztpraxen. Die Bundesregierung sieht schwarz für Kassenarztpraxen – viele der rund 70 000 Praxen werden früher oder später schließen müssen. Das Gesundheitsministerium sieht die Zukunft der ärztlichen Versorgung in anderen Modellen. Aussage Franz Knieps: »Ohne moderne Kooperationsstrukturen wird die ambulante Versorgung in Deutschland nicht wettbewerbsfähig bleiben.«

Die Betriebswirtschaftslehre hält eine Vielzahl von Möglichkeiten bereit, mit denen Unternehmen ihren Erfolg steigern können. Dienstleistungsunternehmen gehören zu den *personalintensiven* Branchen. Sind die Arbeitsabläufe in allen Bereichen bereits optimal aufeinander abgestimmt, kann nur noch rationalisiert werden – das heißt: Weniger Personal verrichtet die gleiche oder noch mehr Arbeit. Rationieren bedeutet hingegen, angebotene Dienste zu begrenzen. Es bedarf allerdings eines äußerst durchdachten Systems, damit den Kunden die Einschränkungen nicht so massiv auffallen, dass sie abspringen und sich einem Konkurrenten zuwenden. Kaiser Permanente hat ein sehr durchdachtes System entwickelt, um beide Instrumente zu seinen Gunsten einzusetzen.

Pförtner im Eingangsbereich von Fabrikgeländen, als Türsteher in Diskotheken, Clubs oder privaten Wohngebäuden sind sich ihrer Funktion oft sehr bewusst. Wer ihnen nicht passt, meckert oder ungelegen kommt, den können sie das intensiv spüren lassen. Rasch wird aus dem Lieferanten, Kunden oder Besucher ein Bittsteller, der gar nicht vorgelassen wird oder sich in großer Geduld üben muss. Allgemeinärzte verfügen über eine ungleich mächtigere Position. Fungieren sie – wie in fast allen US-Versicherungspolicen und staatlich finanzierten Gesundheitsplänen vorgesehen – als Lotse durch die Krankenversorgung, entscheiden zunächst sie, welche Behandlung ein Patient erhält. Der Primärarzt veranlasst jenseits des Atlantiks rund 80 Prozent aller Gesundheitsprozesse. (In Deutschland ist dies nicht anders.) Den Zugang zum System kontrolliert Kaiser Permanente also vollständig. Sie erinnern sich: Wer sich an einen anderen Arzt wendet, muss die Rechnung selbst bezahlen.

Doch damit nicht genug. In jedem Versorgungszentrum prüft eine zweite Instanz, ob kostspieligere Diagnosen oder Therapien bis hin zu einer Operation gewährt werden. Fernab von den Kranken, am Schreibtisch sitzend, prüfen medizinische Direktoren anhand der Unterlagen die »Fälle«. Da gilt es, zwischen den Angaben in der Krankenakte und den übergeordneten Zielen abzuwägen. Diese Form des Versorgungsmanagements (managed care), das verspricht, den Patienten durch das Gesundheitswesen zu begleiten, um ihn optimal zu behandeln und unnötige, für ihn belastende Doppeluntersuchungen zu vermeiden, entpuppt sich als ein äußerst durchdachtes Verfahren, um medizinische und pflegerische Leistungen sowie die Arzneimittelgabe einzuschränken oder sie den Kranken meist mit subtilen Mitteln und selten nachprüfbaren, aber zunächst einleuchtenden Begründungen vorzuenthalten.

Nun kommen wir auf ein weites Feld von Dichtung und Wahrheit. »Brüche des Hüftgelenks könnten um 25 Prozent reduziert werden« oder »Pilotprogramm reduziert den Herztod um fast drei Viertel« – mit schlagzeilenträchtigen Studien macht Kaiser Permanente gern öffentlich auf sich aufmerksam. Die genannten Erfolge stellen sich ein, wenn Patienten, Pharmazeuten, Krankenschwestern, Allgemeinmediziner und Fachärzte intensiv zusammenarbeiten, trägt der Konzern gebetsmühlenartig vor. Die elektronische Krankenakte bringe alle Beteiligten dazu auf den aktuellen Informationsstand. In Teamarbeit entwickeln alle Beteiligten Aktivitäten, die auf den Lebensstil der Erkrankten einwirken, ihre Arzneimitteleinnahme managen, sie zu gesundem Verhalten erziehen und Labortestergebnisse überwachen. Es gehe keineswegs um Rationierung von Gesundheitsleistungen, wird KP-Vorstandschef George Halvorson nicht müde, bei jeder Gelegenheit zu betonen. Die »richtige« Behandlung Kranker sei das Ziel. Die HMO untermalt solche Konzepte stets mit der Forderung nach einer neuen »Gesundheitskultur«. Diese müssten sich die Konsumenten nur zu eigen machen. »Gut und erfolgreich leben« heißt die Botschaft einer seit 2004 laufenden Werbekampagne. 40 Millionen Dollar hat die Organisation dafür springen lassen. Ins Unterbewusstsein der Bevölkerung soll dringen: Jeder ist für sein Wohlbefinden verantwortlich. Wird jemand krank, trägt er im Umkehrschluss allein die Schuld an seinem Zustand.

Die Erfolge der Versorgungsprogramme klingen beeindruckend. Mit ihrem Pilotprojekt »Herztod« gelingt es KP im US-Bundesstaat Colorado, das »Risiko an einer auf das Herz bezogenen Krankheit zu sterben, um 88 Prozent« zu senken. Ihren Cholesterinwert erreichen statt 26 jetzt 73 Prozent der Patienten. Das Vorsorgeprogramm »Gesunde Knochen« für über 50-Jährige »verringert die Rate der Hüftgelenkbrüche um 38 Prozent. Es stellt sicher, dass bei Risikopatienten die Knochendichte gemessen wird und sie Arzneimittel erhalten, die sie benötigen.« Wen überzeugt dies nicht? Dass häufig bereits eine kalziumreiche Ernährung und ausreichende Bewegung gegen Knochenschwund im Alter ausreicht, muss ja nicht erwähnt werden. Kaiser Permanente gibt diese Studien selbst in Auftrag. Bei der Organisation tätige Mediziner führen entweder die Feder oder werten die Ergebnisse ganz in Eigenregie aus. Ihr Aussagewert bleibt daher äußerst begrenzt. Wie sagt schon der Volksmund: Eigenlob stinkt.

Wie die Versicherten die Modellvorhaben beurteilen, behält die Organisation ebenfalls für sich. Teilnehmer an den Innovationen kommen jedenfalls nicht zu Wort. Im krassen Gegensatz steht dieses Sich-selbst-Beweihräuchern zu den Alltagserlebnissen, die zahlreiche Kaiser-Versicherte in den Versorgungszentren und Kliniken des Unternehmens schildern – öffentlich, im Internet.

25.
Amerika III

Schmerzen? Na und!

Debby freut sich auf diesen Abend. Tanzen ist eine ihrer Leidenschaften. Bewegungsabläufe gilt es auf die Sekunde einzustudieren, sollen sie den Akteuren und möglichen Zuschauern gefallen. Also wird trainiert. Immer und immer wieder. Plötzlich bleibt Debby abrupt stehen – wie versteinert. Sie spürt einen tiefen, heftigen Schmerz. Im Oberschenkel? Ihre Tanzpartner stützen sie, geleiten sie an den Rand des glatten Parketts. Bei jeder falschen Bewegung des Beines könnte sie aufschreien. Vorsichtig setzt sie sich auf eine der Holzbänke an der Wand des Probenraums. Dies entlastet. Aber nur, wenn sie die Position beibehält. Mehrfach versucht sie aufzustehen. Ein Zucken, Sekundenbruchteile lang, fährt durch ihren Körper, lässt die Muskeln zittern. Nein, eingeübte Tanzschritte blendet ihr Gehirn aus – vorläufig, aber vollständig.

»Geh da nicht hin«, rät ein Tänzer nach der Probe. Er meint die nächstgelegene Notfallaufnahme. »Sie sind so lahm dort. Ich war da schon mal und blutete stundenlang im Warteraum, bevor ich drankam«, lautet die Begründung. Der Tanzlehrer trägt Debby zu seinem Kleinbus. Er fährt sie ans andere Ende der Stadt. Dort befindet sich das nächste Kaiser Permanente Hospital. Will Debby die

Kosten nicht komplett selbst tragen, muss sie sich dort untersuchen lassen. Nach der Anmeldung wird nach einiger Wartezeit ihre Hüfte geröntgt. Dann sitzt sie im Wartesaal, bis sie in ein Behandlungszimmer der Ambulanz geschickt wird. Dort stellt sich heraus, dass der Arzt die falschen Aufnahmen gesehen hat. Wieder warten. Jetzt klemmen die richtigen Bilder vor der beleuchteten Milchglasscheibe. Die Knochen sind weder gebrochen noch weisen sie Risse auf. Fehlstellungen? Fehlanzeige. Der Doktor schaut nur kurz auf die Hüfte, lässt Debby ein paar Schritte gehen. »Nächste Woche«, beantwortet er die Frage, könne sie bestimmt wieder tanzen. Dann entlässt er sie. Dass sie in einem Klinik-Rollstuhl sitzt, bei jeder Bewegung, die ihr Bein belastet, extreme Schmerzen verspürt, stört das Klinikpersonal nicht. Kann sie Krücken ausleihen – für den Heimweg? Die Krankenschwester trägt dem Arzt die Bitte vor. »Nein. Es geht Ihnen gut«, sagt er. Sein letzter Tipp: »Versuchen Sie einfach aufzustehen.« Freunde bringen sie nach Hause und ins Bett.

Die nächsten Tage kann sie vor Schmerzen kaum aufstehen, schleppt sich, wenn unbedingt nötig, auf Krücken ins Badezimmer. Ihre Mutter hat diese vorbeigebracht. Sie standen bei ihr noch in einer Wohnungsecke. Ohne die Gehhilfen hätte es Debby wohl kaum geschafft, sich mit Essen und Trinken zu versorgen. Zwei Wochen vergehen, ohne dass sich Wesentliches bessert. Jetzt sucht sie ihren Chiropraktiker auf. Seine Rechnung begleicht ihr Versicherer nicht. Nur Einzel- und Familienverträge mit Selbstbeteiligung umfassen bei Kaiser Permanente diese Behandlung. Viele Patienten wenden sich bei Problemen des Bewegungsapparats dennoch an diese Spezialisten, die in den USA eine wachsende Rolle spielen (um der Fachgesellschaft anzugehören, bedarf es einer Ausbildung an der Universität. Sie wird meist mit dem Doktorgrad abgeschlossen. Möglich ist auch ein Collegestudium nach Abschluss eines Bachelorstudiums, vor allem in den Fächern Biologie oder Gesundheitswissenschaft).

Der Chiropraktiker tastet das Schmerzareal ab. Seine Diagnose: Debby hat einen Muskel überanstrengt. Für möglich hält er aber auch, dass sie sich die Lippe des Hüftgelenks ein-, abgerissen oder etwas gebrochen hat. Aufschluss darüber liefere zuverlässig nur ein Magnetresonanzbild (MRI). Die magnetischen Signale bilden die verschiedenen Gewebe ab. Die Patientin bezahlt bar für die Behandlung wie für Akupunktur. Die korrekt gesteckten Nadeln lindern den Schmerz. Obwohl sie wusste, dass Kaiser prinzipiell nicht dafür aufkommt, hat sie nachgefragt. Ihr Argument: »Das normale Gesundheitssystem hilft mir ja nicht.« Sie erntet dennoch eine Absage. Wenigstens hinterlässt sie eine Nachricht an die Primärärztin mit der Bitte um ein MRI. Anders als Mediziner, denen sie sonst begegnet ist, hört diese zu, nimmt ihre Krankheitsgeschichte auf. Als Referenz gibt Debby die Telefonnummer des Chiropraktikers an. Einige Tage und Telefonnachfragen später teilt ihr die Ärztin mit, sie habe einen Termin beim Orthopäden besorgt. Der Chiropraktiker berichtet ihr, er sei von der Frau Doktor am Telefon rüde angegangen worden. Er habe als zusätzlich denkbare Diagnose die Störung der Blutzufuhr des Knochens (avaskuläre Nekrose) erwähnt. Deshalb habe sie dem Test (MRI) zugestimmt.

Mehr als drei Wochen sind verstrichen, als Debby nach zahlreichen Telefonkontakten den Termin beim Orthopäden wahrnimmt. Zunächst wird sie in der Klinik, vor der sie der Tanzpartner gewarnt hat, zum Röntgen beordert. Halb entkleidet, in einen dünnen Umhang gehüllt, sitzt sie zusammen mit vielen anderen Patienten im kahlen, breiten Gang vor der Röntgenabteilung und wartet und wartet. Beschämend empfindet sie den Aufenthalt. »Meinen Mann hätten sie fast umgebracht«, vertraut ihr die Stuhlnachbarin an. Von anderen Wartenden hört sie, dass diese Kaiser-Einrichtung personell extrem unterbesetzt und miserabel ausgestattet sei. Warum sie wieder Röntgen- statt Magnetstrahlen ausgesetzt wird, ist ihr schleierhaft.

Im Röntgenraum muss Debby nach einem Schutz ihrer Ovarien gegen die Strahlung fragen. Die Assistentin kann zunächst keine Blei-Gummi-Schürze finden. Schließlich stöbert sie irgendwo ein abgegriffenes Teil auf, das den gesamten Unterbauch abdeckt. »Aufnahmen werden ja nur von der linken Seite gemacht«, erläutert sie beim Auflegen der schweren Abdeckung. »Achten Sie bei der Schwangerschaft darauf, dass Ihre rechten Eierstöcke befruchtet werden«, meint sie noch. Ein makabrer Scherz heitert eine überaus peinliche Situation für das Krankenhaus und ein ernsthafter Verstoß gegen die Schutzvorschriften gewiss nicht auf. Nach einer weiteren Wartezeit drückt jemand Debby die Röntgenbilder in die Hand, und sie humpelt auf ihren Krücken zurück zur Orthopädiestation. Schließlich sitzt sie im Behandlungszimmer, und der Arzt erkundigt sich nach Vorerkrankungen. »Hat er meine Patientenakte nicht vor sich?«, wundert sich die Kranke. Dann untersucht er sie und stellt Fragen. Seine Diagnose: »Sie haben sich seit dem Vorfall gut erholt.« Dann erzählt er der Leidenden von einer Hüftfehlbildung, die er festgestellt habe. Die Hüftpfanne sei nicht so gekrümmt wie notwendig. Der

Gelenkkopf drehe darin nicht reibungsfrei. Daraus könnte in 15, 20 oder 40 Jahren Arthritis entstehen. Er wolle
deshalb einen orthopädischen Chirurgen zu Rate ziehen.
Debby lässt sich nicht abspeisen und fragt nach ihrem
schmerzenden Gelenk. Doch jetzt hat der Doktor keine
Zeit mehr, um sich dies anzuschauen. Eine Menge Patienten säßen im Wartezimmer. Also ein zweiter Termin.
Ihr Einwand, dass es schwierig sei, bei einem Spezialisten überhaupt vorsprechen zu können, kontert der Mediziner: »Das stimmt nicht.« Dass es anderthalb Wochen
gedauert hat und sie nun wieder zusätzlich zu ihrem Ver-
sicherungsbeitrag 50 Dollar zahlen muss, um ihn zum
zweiten Mal zu sehen, und nochmals 50 Dollar, um die
ihm vorgeschaltete Praxis-Krankenschwester zu konsultieren, will er gar nicht wissen. Er komplimentiert sie
mit Nachdruck aus dem Raum.

Der nächste Morgen hält eine Überraschung parat.
Zwar brennt das Hüftgelenk bei jeder Bewegung wie
Feuer. Debby vermutet den Grund darin, dass sie sich
am Vortag zu lange auf den Krücken durch die Klinik-
gänge geschleppt hat. Doch am Telefon meldet sich der
Arzt und berichtet von seinem Gespräch mit dem Chirurgen. Dieser hält es für wahrscheinlich, dass Debbys
Gelenklippe gerissen ist. Er empfiehlt ein MRI wie bereits vor Wochen der Chiropraktiker. Sie soll sich dem
Operateur noch heute vorstellen. Debby ergreift die sich
bietende Chance und macht sich trotz der Schmerzen sofort auf den Weg in die Klinik. Zwar muss sie sich vom
entfernten Parkplatz in das Gebäude quälen, weil ein
Rollstuhl selbst auf Nachfrage nicht aufzutreiben ist.
Nach stundenlanger Wartezeit sitzt sie in einem Behand-
lungsraum. Der Orthopäde testet erneut kurz die Beweglichkeit ihres Beines, entschuldigt den Chirurgen, der

noch beschäftigt sei, und verschwindet. Wieder vergeht eine Ewigkeit, bis der Chirurg auftaucht. Er macht einen weitaus kompetenteren Eindruck als sein Kollege, der ihn begleitet. Er weiß, seine Diagnose durch Bewegungen zu verifizieren. Er bleibt bei seiner Aussage, dass nur eine MR-Angiographie alle Diagnosezweifel ausräumen könne – so schnell wie möglich. Ein entschiedenes Nein hört der Orthopäde. Er denkt laut daran, noch zuzuwarten. Die Schmerzsituation verbessere sich vielleicht von allein.

Ein Lichtblick. Debbys trostloser Blick klärt sich etwas auf. Hat sich ihr Kampf gelohnt, wenigstens eine geprüfte Diagnose ihrer Verletzung zu erhalten? Der Chirurg eröffnet ihr noch, dass dieser Klinik für eine MR-Angiographie – es wird ein Kontrastmittel gespritzt – die Ausstattung fehlt. Warum sie dann hierhergeschickt wurde, kann ihr niemand sagen. Der Orthopäde versichert, ihr würde ein MRA-Termin telefonisch mitgeteilt. Sie humpelt in den Gang, zum Informationstresen. Ob man ihr einen Rollstuhl besorgen kann? Leere Stühle hinter der Theke. Keiner da. Ein Klingelknopf fehlt. Der Gelenkschmerz und die bittere Enttäuschung über das nicht enden wollende Hin und Her, ohne medizinisch nur einen Millimeter voranzukommen, setzen ihr zu. Da, ein Mitarbeiter des Sicherheitsdienstes schlendert den langen Flur entlang, kommt auf sie zu. Nein, einen Rollstuhl könne er ihr nicht besorgen. Das gehöre nicht zu seinen Aufgaben. Vorsichtig rutscht sie im hallenartigen Gang des Krankenhauses an der Lehne auf die Sitzfläche eines Stuhles hinunter und lässt den Tränen freien Lauf. Patienten, Klinikmitarbeiter – niemand nimmt Notiz von ihr.

Das Telefon zu Hause empfängt eine Woche lang keinen Anruf aus dem Gesundheitsbereich. Debby reißt der Geduldsfaden. Eine Stunde und zehn Gespräche später weiß sie, dass zwei Wochen vergehen, bis der zuständige Klinikmitarbeiter Zeit hat, eine MR-Angiographie anzufertigen. Am Montag vergebe er den Termin. Sie erhalte einen Anruf.

Das MRA bestätigt schließlich die frühe Diagnose des Chiropraktikers. Ein Physiotherapeut hilft ihr immer wieder. Er zeigt auf, wie sie sich bewegen muss, um die Umgebung der gerissenen Gelenklippe nicht zu reizen. Zwei Sitzungen übernimmt die Versicherung. Die Entzündung geht langsam zurück, die Schmerzen nehmen ab. Doch gesund, belastbar wie zuvor, ist Debby nicht. Inzwischen verfügt sie über sämtliche Kopien ihrer Krankenakte. Aus ihnen geht hervor, dass der Chirurg geraten hat, die diagnostizierte Fehlstellung des Hüftgelenks durch einen minimalinvasiven Eingriff zu korrigieren. Als sie diese Empfehlung entdeckt, will sie nachbohren, warum er sich nicht durchgesetzt hat. Doch der Arzt ist nicht mehr für Kaiser Permanente tätig; der Orthopäde schon.

Drei Jahre später, im April 2008, kehren Debbys massive Schmerzen im Hüftgelenk zurück. In einem Fitnesskurs hat sie der Trainer überredet, nicht vor starken Dehnübungen und tiefen Hocken zu kneifen. »Du machst sie nur falsch«, posaunt er in die Runde der Teilnehmer. Der Gruppenzwang besiegt die Vorsicht. Auf einer langen Wanderung in den Bergen strapaziert sie das Gelenk zusätzlich. Der nächste Tanzkurs und das frühere Schmerzgeschehen ergreifen wieder erbarmungslos Besitz von ihrem Körper.

Diesmal gelingt er ihr relativ rasch, einen auf den Bewegungsapparat spezialisierten Chirurgen zu konsultieren. Eine Stunde Fahrtzeit zur dritten Kaiser-Permanente-Einrichtung nimmt sie in Kauf. Wieder röntgen und eine neue Diagnose: Der Schenkelhals hat sich verdickt, klemmt die Hüfte ein. Obwohl sich KP rühmt, mit der elektronischen Krankenakte alle für die Behandler vorhandenen Daten eines Patienten sofort bereitzustellen, kennt der Chirurg weder Debbys Vorgeschichte noch die MRA-Aufnahmen. Gerade drei Jahre zurückliegende Daten kann er nicht abrufen. Die Vorgänge sind nur wenige Wochen älter, aber aus der Datenbank getilgt. »Was würde das bringen?« Der Doktor ist kurz angebunden, als Debby ihn darum bittet, die Unterlagen anzufordern. Seine Therapie steht fest: eine Cortison-Spritze und Physiotherapie. Die Gabe des Entzündungshemmers soll die Schmerzen lindern. Debby schont das Hüftgelenk aber auch. Sie hört in sich hinein. Nach zwei Tagen spürt sie die Linderung, kann jedoch nicht unterscheiden, was mehr geholfen hat: das Medikament oder ihre Vorsicht. Die Physiotherapeutin erklärt der Patientin, dass krankengymnastische Übungen an ihrem Krankheitsbild, also der Ursache ihrer Probleme, nichts ändern. Und die Röntgenbilder zeigen keine Auffälligkeiten – wie schon drei Jahre zuvor. Einen operativen Eingriff lehnt der dritte KP-Arzt dennoch ab, obwohl er das Mittel der Wahl darstellt. Abwarten lautet seine Devise. Operationen kosten viel Geld.

Debbys Bilanz ihrer dreijährigen kafkaesken Medizin-Odysee: »Menschen sind keine Autos. Bei Kaiser werden wir wie ein Stück Schlachtvieh behandelt.« Für Charles Phillips steht eindeutig fest: KP hat ein zweifelhaftes System der Kostenersparnis entwickelt, indem die HMO …

... zwar öffentlich mit der Illusion wirbt, die angestellten, nicht am Gewinn beteiligten Ärzte kümmerten sich um die Kranken in einer ihren Anliegen angemessenen Zeit,

... Medienberichte über ihre qualitativ hochwertige Versorgung in Umlauf bringt,

... den Ärzten aber nicht einmal die Zeit einräumt, über die elektronische Patientenakte die Krankengeschichten zu lesen,

... es zulässt, dass die Mediziner absichtlich die Diagnosen nicht sorgfältig dokumentieren. Patienten können dadurch an Entscheidungen über Untersuchungen und Therapien nicht teilhaben, was die meisten Patienten als eingebildete Kranke einstuft; sie bedürfen deshalb weniger Labortests und Arzneigaben,

... nur ein Organsystem zu gleicher Zeit behandeln lässt,

... Patienten mit Brustschmerzen in ungenügender Zahl aufnimmt,

... Schlaganfallkranke aus dem Notfallraum nach Hause schickt,

... Patienten Untersuchungen vorenthält,

... Krankheiten im Frühstadium nicht ausreichend behandelt,

... fortgeschrittene Erkrankungen später, im »Endstadium« doch diagnostiziert. Dieser Status bringt neues Geld aus den staatlichen Hilfsprogrammen.

Insider berichten von der Vorgabe zur Behandlung in der Notaufnahme. Patienten müssen schon fünf bis sechs Stunden ausharren. Brächten sie diesen Langmut nicht auf, seien sie auch nicht wirklich krank.

250

Direktiven über den Umgang mit Laborbefunden finden sich in einer internen Zeitschrift, die allen KP-Ärzten vierteljährlich kostenlos zugeht. Neben objektiven Fachartikeln über neue wissenschaftliche Erkenntnisse stehen dort Anweisungen, wie Untersuchungen auszuwerten sind. Dr. Phillips bezeichnet das Journal als »wichtige Quelle«, um Methoden und Denkweise der Kaiser-Doktrin zu begreifen. Da stellt etwa ein Autor die seltsame Theorie auf, dass seine Kollegen nur eine Laboruntersuchung anordnen, wenn eine 50-Prozent-Chance besteht, dass der Patient an der vermuteten Erkrankung leidet. Dabei sei bei Tuberkulose, einer HIV-Infektion, einer Schilddrüsenunterfunktion und anderen Krankheiten anerkannter US-Standard, dass ein Test selbst bei einem Hauch von Verdacht geboten ist, weil frühes Behandeln schwere Schädigungen verhindert.

*

»Unauffällig«, »eingebildet krank«, lauten die Schlüsselwörter, mit denen Rationierungen begründet werden. Doch die angestellten Mediziner entscheiden nicht nur willkürlich. Gängige und bewährte medizinische Standardmethoden und Vorgehensweisen werden abgeändert und vorgegeben, um den Patienten eine Gesundheit vorzugaukeln. Die korrekte Interpretation der Befunde gilt einfach nicht mehr. Beispiele gefällig?

Ein EKG (Elektrokardiogramm) zeichnet die elektrische Aktivität der Herzmuskelfasern auf. Bei unüblichen Brust- oder Herzschmerzen liefert es Aussagen über die Tätigkeit der Blutpumpe. Weichen die Aufzeichnungen der Muskelaktionen deutlich von einem normalen Muster ab, veranlasst der Arzt ein Belastungs- oder Langzeit-

EKG, um die Störungen zu identifizieren und Schlüsse auf ihre Ursachen zu ziehen. »Leicht positive Ergebnisse, die etwa auf eine unzulängliche Sauerstoffzufuhr der Herzkranzgefäße hindeuten, stufen Kaiser-Ärzte oft ganz bewusst als »nicht weiter bemerkenswert« ein, hält ihnen Phillips vor.

Blutbild: Die Analyse der Zusammensetzung des Blutes ist ein unersetzliches Hilfsmittel zur Krankheitsdiagnose. Das Zählen weißer Blutkörperchen gehört unbedingt dazu, denn sie wehren Krankheitserreger ab. Befinden sich die Werte oberhalb des Normalbereichs, deutet dies auf Infektionen (vor allem durch Bakterien), Entzündungen (etwa Blinddarm, Lunge) oder Leukämie hin. Liegen die Werte darunter, spricht dies für Immunerkrankungen, Virusbefall, Typhus oder starken Tabakkonsum. In einem Mikroliter Blut gesunder Erwachsener befinden sich 4000 bis 10000 dieser Zellen. In den USA geht die Medizin von 4800 bis 10 800 aus. Für die KP-Ärzte, die in Südkalifornien praktizieren, lauten die Ziffern 4000 bis 11000, im Norden des Bundesstaates 3500 bis 12 500 (mindestens bis zum Jahr 2003). Erkrankungen in ihrem Frühstadium werden auf diese Weise ignoriert. Bei roten Blutkörperchen drückt KP die dort festgesetzten Normwerte von 14 bis 18 auf 11 bis 15 Gramm pro Deziliter. Blutarmut wird dadurch später diagnostiziert.

Kreatinin ist ein Abbauprodukt des Stoffwechsels in der Muskulatur. Sein Wert im Blutserum weist auf die Funktionsfähigkeit der Niere hin. In den USA geht die Medizin von einem Normwert von 0,7 bis 1,2 Milligramm pro Deziliter aus. Das in Nordkalifornien auf Profitbasis tätige Permanente-Ärzteunternehmen hat die Obergrenze auf 1,5 angehoben. Akutes Nierenversagen oder der Verlust der Nierenfunktion etwa bei Diabetes werden die seltener feststellen als Kollegen, die nicht bei dieser HMO arbeiten.

Bei Borreliose – die Erreger werden von Zecken übertragen – hat sich Kaiser Permanente eines völlig unzulänglichen Diagnoseverfahrens bedient. Dieses hat der Konzern in eine Leitlinie gefasst, die – wie viele andere – nur für den internen Gebrauch zulässig war. Der ELISA-Test reichte aus. Er beruht auf einer Wechselwirkung von Antigen und Antikörper, fällt aber bei 75 Prozent der chronisch Erkrankten negativ aus. Auch das bei positivem Ergebnis anschließende Western-Plot-Verfahren – es prüft eine Vielzahl von Antigenen – liefert keine Gewissheit über diese Bakterieninfektion. Kaiser-Ärzte schlossen eine Erkrankung bei positivem Western Plot und negativem ELISA-Ergebnis aus, obwohl in diesem Fall eine Infektion als wahrscheinlich gilt. Sichere Diagnosen beruhen allerdings mehr auf dem Krankheitsbild als auf Laborwerten. Drei Wochen genügten den HMO-Medizinern auch für die Behandlung mit Antibiotika. Borreliose-Experten halten aber drei Monate für notwendig. Wird die schwere Erkrankung später entdeckt, empfehlen die Spezialisten eine längere Arzneigabe oder höhere Dosen, als üblicherweise verabreicht wird.

Restriktiv werden auch teure bildgebende Diagnoseverfahren verordnet, obwohl sie Bänderrisse im Knie oder anderen Gelenken sicher darstellen. Auf frühere Röntgenbilder zum Vergleich greifen die Mediziner ebenfalls nicht zurück, allenfalls auf Befundergebnisse. Sie bestehen aber nicht selten aus der sehr lapidaren Aussage über die Organe: »normal«. Dr. Phillips berichtet auch von Biopsien, deren Ergebnisse nicht zutrafen oder nicht mehr auffindbar waren. An dem großen Darmkrebs-Vorsorgeprogramm hat der Kritiker auszusetzen, dass Pflegekräfte die Darmspiegelung übernahmen – inklusive Biopsie. Daneben entscheiden Krankenschwestern über orthopädische Probleme, Fachärzte helfen in ihnen fremden Abteilungen aus. Zu Beginn dieses Jahrhunderts hat KP zahlreiche erfahrene Ärzte in den Ruhestand versetzt und junge Mediziner rekrutiert. Sie sind billiger und williger. In jeder Kaiser-Einrichtung finden zudem Datenabgleiche mit Geschäftszahlen statt, um Personal anzuprangern, das medizinische Versorgung zu großzügig betreibt. Eine Richtlinie für Ärzte bringt das Ziel der HMO, Kosten statt Gesundheit zu managen, auf den Punkt: »Das gesunde Mitglied wird ein Aktivposten, der kranke Patient eine Belastung.«

Auf einer Vielzahl von Internet-Seiten bestätigen Patienten diese Analyse oder schildern ihre Horrorgeschichten über Behandlungen, die nicht selten zu irreversiblen Gesundheitsschäden oder zum Tod führen. Kann dies für das Unternehmen gutgehen? Das exorbitant kostspielige US-Haftungsrecht schiebt diesem Treiben doch einen Riegel vor?

Weit gefehlt. In Kalifornien existiert bereits seit 1976 ein Gesetz, das Medizinschäden auf maximale Summen begrenzt. Kritiker sind sich sicher, dass Kaiser Permanente seine guten Kontakte zu Politikern des Bundesstaates genutzt hat, um diese Limitierungen zu befördern. Allerdings schnellten wegen hoher Haftungszahlungen damals auch die Prämien für die Mediziner in die Höhe, die sich gegen Behandlungsfehler versichern müssen. Das Schmerzensgeld darf seither 170 000 Euro (250 000 Dollar) nicht übersteigen. Künftige Schäden werden durch jährliche Ratenzahlung von maximal 50 000 Dollar abgegolten, bis der Geschädigte gestorben ist. Der makabre Spruch dazu machte rasch die Runde: »Wenn du jemand fahrlässig schädigst, mach die Arbeit ganz.« Auch die Anwaltskosten sind gedeckelt. Die meist komplizierten Prozesse werden für Juristen dadurch nicht gerade lukrativ. Die Folge: Einen guten Rechtsbeistand zu finden ist schwierig. Da stirbt etwa ein 32-Jähriger im Krankenhaus an einer zu spät entdeckten Blutvergiftung. Ihm wurde zuvor lediglich ein Abszess mit einem eingewachsenen Haar entfernt. Um die Verantwortlichen zur Rechenschaft zu ziehen, finden die Eltern keinen Anwalt.

Jeder KP-Versicherte akzeptiert zudem, dass zunächst ein außergerichtliches Schiedsverfahren stattfindet. Die ausgeklügelten Bedingungen diktiert das Gesundheitsunternehmen. Sein Versprechen, dieses System sei preiswerter und gehe schneller, ist ein Gerücht. Patientenanwälte beklagen seit Jahren, dass es ausschließlich dem Unternehmen nutzt. Es kostet den Kläger mehr als ein Prozess. Es zieht sich in die Länge, weil sich Kläger und Beklagte auf einen neutralen Schiedsrichter oder eine dreiköpfige Jury einigen müssen. Da jede Partei ebenfalls einen Anwalt mitbringt, müssen bereits fünf Juristen ihre Termine abstimmen und entlohnt werden. Auf der Schiedsleuteliste, die Kaiser herausgibt, stehen vornehmlich ihr gewogene Personen. Patienten berichten: Häufig fehlen zumindest Teile der Behandlungsunterlagen, obwohl sie elektronisch gespeichert sind. Jedem Kranken wird daher seit Jahren empfohlen, alle Untersuchungsdaten selbst zu sammeln. KP-Ärzte sagen gegen ihre Kollegen nicht aus.

Eine Reform dieses Schiedssystems hat kaum Verbesserungen gebracht. Zwar können die Kläger inzwischen Geld sparen, wenn sie auf die Jury verzichten. KP zahlt aber dann den neutralen Dritten allein. Das schafft finanzielle Abhängigkeiten und wiederkehrende Kontakte. Vielfach treffen sich an allen Seiten des Tisches dieselben Aushändler. Statistiken des Bundesstaats Kalifornien über dieses Schiedssystem zeigen, dass Richter, die Klägern hohe Schmerzensgelder zuteilen, von der Schiedsleuteliste verschwinden. Sie gefährden also ein gut dotiertes Zubrot. Der Arzt und Jurist Arlan A. Cohen hält es daher nicht für fair und gerecht. Er zitiert einen der neutralen Schiedsleute, nachdem er sich auf die Seite des schwer geschädigten Klägers schlug: »Ich denke, jetzt habe ich viel Zeit zum Angeln. Aber ich hätte nicht mehr schlafen können, wenn ich anders entschieden hätte.« Kehren Richter nach einem oder zwei Jahren als Schiedsperson auf die (Gehalts-)Liste zurück, vermeiden sie nochmals anzuecken. Cohen fordert deshalb: Dieser Handel gehört abgeschafft. Gerichte sind unabhängiger.

*

»Ich habe das schmutzige Geschäft des Gesundheitsmanagements (managed care) betrieben.« Linda Peeno hat schon vor 14 Jahren dem US-Repräsentantenhaus ausführlich geschildert, wie sie in diversen Funktionen, etwa als medizinische Leiterin einer HMO, Patienten notwendige Diagnostik, Therapien oder Operationen vorenthalten hat. Die Ärztin empfand weder Schmerz noch Reue. Ihr Unternehmen belohnte sie. Sie stieg auf, denn sie zeigte, wie ein »guter« Doktor für sein Unternehmen handelt, das dem »gesellschaftlichen Wohl« verpflichtet sei. Selbst als ein Patient starb, weil sie ihm, ohne sein Gesicht zu sehen, am Schreibtisch und nach

Aktenlage eine notwendige Herzoperation verweigerte, fühlte sie sich wie ein gut ausgebildeter Soldat, der seine Befehle ausführt. Kam Unruhe auf, beruhigte sie sich mit dem Satz: »Ich verweigere die Versorgung nicht, ich lehne nur die Kostenübernahme ab.«

Doch sie musste – wie viele andere Kollegen in den Führungsetagen der US-Gesundheitskonzerne – mit dieser Entscheidung leben. Sie fraß sich in ihr »Herz und ihre Seele«. Denn ihr war klar, dass sie als Arzt zuallererst und unwiderruflich der ethischen Norm zu folgen hat: Schade nicht. Die Kurzversion eines Teils des hippokratischen Eids leitet sich aus diesem Appell ab: »Die Behandlung werde ich nach Kräften und gemäß meinem Urteil zum Nutzen der Kranken einsetzen, Schädigung und Unrecht aber ausschließen.« Linda Peeno akzeptierte, dass sie für den Tod genauso verantwortlich war wie für »unendliche Schmerzen und Leiden«, die ihre meist mündlich erteilten Beschlüsse verursachten. Sie zog die Konsequenzen, gab ihren mit einer sechsstelligen Dollarsumme dotierten Job auf. Seither arbeitet sie für eine internationale Akademiegesellschaft, befasst sich mit praktischer Medizinethik und sitzt dem Ethikkomitee einer Universitätsklinik vor.

Den US-Abgeordneten legte sie 1996 haarklein und präzise dar, wie ein kommerzialisiertes, auf Gewinn der Unternehmen ausgerichtetes Gesundheitssystem funktioniert und »inhärent unethisch« handelt – medizinisch und wirtschaftlich. Unter »managed care« (Gesundheitsmanagement) versteht sie ganz allgemein ein Vorgehen, das offen und verdeckt »Kosten kontrolliert und das Verhalten von Patienten und Ärzten beeinflusst«. Einfache Managementsysteme fechten aus ihrer Sicht die Autorität des Arztes an: Es gelten nur Durchschnittswerte.

Ärztliche Urteile müssen sich ihnen beugen. Ausgeklügelte Managementpläne setzen beim Primärarzt an, bestimmen seine Aufgaben und seine Bezahlung, erheben ihn zum »medizinischen Direktor«, der über die Interessen des Versorgungsplans wacht und sie für wichtiger hält als die notwendigen Bedürfnisse der Patienten. Peeno beurteilt die Vorgaben des »managed care« unter ethischen Gesichtspunkten:

Die Manager sagen: Kostenersparnis ist notwendig.
Für Peeno stammt diese Aussage aus einer Manie nach Effizienz. Diese verlange, die Versorgung zu begrenzen, den Versicherten Leistungen zu versagen, von Lieferanten preiswertere Hilfs- und Heilmittel zu besorgen. Aus solchen Sparmaßnahmen resultieren Verluste für Individuen, Familien und die Gesellschaft – durch Schmerzen, schwerere Erkrankungen, Todesfälle, psychosoziale Probleme, das Aushöhlen von Vertrauen und Gemeinsinn.

Die Manager sagen: Das Allgemeinwohl rangiert vor den Ansprüchen oder Bedürfnissen des Einzelnen. Sein Leben ist unwichtig.
Diese Vorstellung passt laut Peeno gar nicht zur Denkweise der US-Bürger. Sie seien bereit, einem Opfer Hilfe zu geben, die es benötigt. Die Kostenersparnis durch Vorenthalten von Gesundheitsleistungen fließt zudem nicht in die Gesellschaft zurück. Es kommt auch nicht den Versicherten oder anderen Kranken zugute. Das Geld landet vielmehr in den Taschen der Manager und Aktionäre der Gesundheitsunternehmen.

Die Manager sagen: Medizinische Entscheidungen werden von Ärzten vorgenommen, die über einen guten Charakter und Kompetenz verfügen.

Peeno entgegnet, der Arzt verliere Berufsethik und Berufsehre, wenn er von dem »Gemeinwohlauftrag« überzeugt ist. Als Teil einer größeren Organisation kann man trotz gutem Charakter unter Druck Entscheidungen treffen, die unethisch, unangemessen und unprofessionell sind. Leichter fällt dies, wenn die Beschlüsse aus der Distanz zu den Patienten fallen und die Verantwortung dafür nicht genau zuzuordnen ist.

Die Manager sagen: Die Spirale der Kostensteigerung im Gesundheitsbereich rechtfertigt die Kontrolle der Mediziner als Entscheider.

Peeno kontert: Historisch liegt der Erfolg unseres Systems nicht zuletzt in der Erziehung, Ausbildung und Autonomie der Ärzte. Sie wird untergraben durch Verunglimpfen von Spezialisten, durch Leitlinien, die von Personen mit wenig medizinischer Erfahrung diktiert werden, durch Aushöhlen der Fundamente des Arzt-Patienten-Verhältnisses.

Linda Peeno prangert diese Fehlentwicklungen heute genauso an wie vor anderthalb Jahrzehnten. Wie viele Kritiker ist sie nicht davon überzeugt, dass US-Präsident Obamas Gesundheitsreform etwas an den Systemfehlern ändert. In Kalifornien verschlingt allein die Verwaltung der Versicherungen und HMOs rund 25 Prozent dessen, was Bürger und Staat jährlich in die Krankenversorgung investieren. Zum Scheitern verurteilt ist auch der Versuch, staatliche Zuschüsse mit Hilfe von festen Kopfpauschalen für die Dienstleister zu steuern. Kaiser Permanente gilt übrigens als Musterunternehmen, dessen Methoden andere HMOs übernehmen. Linda Peeno sagt, der gesamte Gesundheitsmanagement-Prozess funktioniere wie ein gewaltiger Trichter. »Das Geld wird oben hineingeworfen, und unten soll so wenig Gesundheitsleistung wie möglich für einzelne Patienten herauskommen.« Deshalb werden Filter eingebaut. Das Leben der Patienten hänge davon ab, wie fein oder grob sie konstruiert seien.

Charles Phillips fasst seine Beobachtungen so zusammen: »Alle HMOs nutzen die Kaiser-Formel und teilen den Profit mit den angestellten Ärzten. Diese sind wegen der hohen Ruhestandszahlungen ihr ganzes Berufsleben von den Unternehmen abhängig. Wer nicht mitzieht, fliegt raus und verliert seine Ansprüche.«

*

Was können wir von den USA lernen? Überhaupt nichts Gutes. Eine Gesundheitsindustrie verfährt nach ihren kommerziellen Gesetzmäßigkeiten. Sie optimiert die Rendite der eingesetzten Finanzmittel. Auf der Strecke bleibt die Krankenversorgung. Wer als Versicherer, Betreiber von Kliniken, Versorgungszentren und Apotheken wie Kaiser Permanente Gewinne erzielen will, bedient sich des Instrumentariums »Gesundheitsmanagement«, um die eigentlichen Absichten zu verschleiern. Von Gesundheitsunternehmen abhängige Ärzte und Pflegekräfte unterwerfen sich diesen Maßgaben und finden stets nachvollziehbare Gründe, um ihr Verhalten zu rechtfertigen. Selbst das Allgemeinwohl wird als Argument für Rationierungen bemüht, obwohl es auf dem Wohl des Einzelnen basiert. Aus ökonomischen Motiven heraus bleibt vom Berufsethos der Heilenden und Helfenden, allein dem Wohl ihrer Patienten zu dienen, letztlich nichts mehr übrig. Patienten werden nur gut versorgt, wenn sie sich die Leistungen finanziell leisten können, ganz unabhängig davon, ob sie krankenversichert sind oder nicht.

26.
Ende offen

Wie man gegen das Volk regiert

Wenn Sie dieses Buch aufmerksam gelesen haben, werden Sie immer wieder eine Feststellung treffen: Was im deutschen Gesundheitswesen passiert, geschieht gegen den Willen des Volkes wie der unmittelbar Betroffenen. Sie finden keinen Arzt, es sei denn, er ist gleichzeitig Lobbyist oder Wirtschaftsfunktionär, der nicht die strukturellen Maßnahmen von Politik, Kassen und Kassenärztlichen Vereinigungen ablehnt. Ärzte halten das, was da in Berlin (teilweise ohne eigentlich demokratische Legitimation) veranstaltet und entschieden wird, für eine konzertierte Aktion gegen sie, die Patienten und das Grundgesetz. Ärzte sprechen von Enteignung ihrer Praxen und halten Politiker für gesteuerte Marionetten der Gesundheitsindustrie. Gesetzlich versicherte Patienten erhalten immer weniger Leistung für immer mehr Geld. Kirchen und Sozialverbände diagnostizieren einen spürbaren Abbau von Humanität; alles geht zu Lasten der Schwachen und Wehrlosen. Während den Besserverdienenden jede Medizin zur Verfügung steht, werden sozial Schwache abgefertigt. Immer ärmer sind diejenigen dran, die aus Idealismus einen Pflegeberuf gewählt haben. Sie werden ausgepowert ohne Ende und immer mieser entlohnt. In Deutschland wird mit irrationaler

Gewalt eine Medizin gegen das Volk installiert. Es wird gegen das Volk regiert.

Gegen das Volk regiert man am besten dann, wenn das Volk Fußball schaut. So geschehen am Freitag, den 18. Juni 2010. Was war denn da? Na, das Serbienspiel. Vergessen Sie das Serbienspiel! An diesem Freitag wurde unser Gesundheitssystem umgebaut. Haben Sie was davon gemerkt? Nein. War ja auch Fußball. Während Lukas Podolski einen Elfmeter verhagelte, versäbelte die schwarzblaugelbe Regierung das letzte Stück Vertrauen, das ich noch in sie hatte.

In zweiter und dritter Lesung wurde das »Änderungsgesetz für die gesetzlichen Krankenkassen« (GKV) beschlossen. Klingt so harmlos wie Seniorengolf. Ist aber spannender als jedes Fußballspiel. Es geht um die neuen Arzneimittelrichtlinien. Wie bei einem Omnibus mit Anhängevorrichtung (deshalb Omnibusgesetz), wurde hinten dran noch ein weiteres Gesetz gepackt: der sogenannte Online-Stammdatenabgleich, sprich: die Vorstufe zur Einführung der elektronischen Gesundheitskarte. Und dieses Huckepack-Teil wurde prompt von jenen Volksvertretern, die Deutschland gegen Serbien nicht doch als größere Priorität betrachteten, durchgewunken. Trickreich, dieses Einfügen des Gesetzestextes! Was für ein Spaß im Gesundheitsministerium, dass niemand im Land merkte, welch ein Eigentor insbesondere die FDP da hinlegte. Wenn sie nicht schon wüssten, wie man umfällt – Jogis Buben könnten es von der FDP lernen. Grandioser kann man nicht umkippen.

Vor der Bundestagswahl hatten FDP-Politiker Ärzte aufgesucht wie Katholiken den Wallfahrtsort. Die blaugelben Bundestagsabgeordneten hatten den Medizinern das Blaue vom Himmel versprochen. Von der Verteidigung der Freiheit hatten sie gesprochen, und dass man mit der FDP (nur mit ihr!) nie, nie, nie, ja niemals nie den »gläsernen Patienten« akzeptieren würde, wie ihn die elektronische Gesundheitskarte im Effekt letztlich herbeiführt. Und nun ist es ausgerechnet der blaugelbe Gesundheitsminister Philipp Rösler, der die Schwalbe im gegnerischen Strafraum hinlegt. Unfassbar!

Alle Fachleute, voran vier Deutsche Ärztetage, hatten die elektronische Gesundheitskarte verworfen – hatten sie als gefährlich, maßlos überteuert, datentechnisch unsicher, ja im Ganzen als kontraproduktiv und falsch beschrieben. Es gab Unterschriftenlisten, Stellungnahmen von Topfachleuten, Gegengutachten ohne Zahl. Durch diese Karte wird unser Gesundheitssystem generell zu einem totalen Kontroll- und Ausforschungssystem. Niemand wollte dieses monströse Plastikteilchen. Nur die dürstende Wirtschaftslobby und ihre Abhängigen in der Politik. Ja, die wollte es um alles in der Welt. Kann man ja auch verstehen. Es ist wie die Umleitung der Donau in die Wüste. Die elektronische Gesundheitskarte spült einigen Konzernen schätzungsweise 14 Milliarden Euro in die Kasse. Bezahlt wird der Spaß von den Krankenkassen. Also von uns.

Wie stand es an diesem Freitag im Fußball? 0:1. Dumm gelaufen mit den Serben. Nein, nicht die Serben sind dumm – wir sind die für dumm Verkauften. Wenn ich dieses alljährlich rituell auftretende Geweine der »notleidenden« Krankenkassen schon höre: Man habe kein Geld (mehr)! Und wenn ich dazu noch diese eilfertig beispringenden Gesundheitspolitiker höre: Es gäbe nun trotz aller kostensenkenden Maßnahmen leider keine Alternative! Dann platzt mir der Kragen. Was für eine Dreistigkeit, eben mal 14 Milliarden in Richtung Plastikkärtchen in die Tonne zu treten, um dann mit tränenerstickter Stimme ein Milliardendefizit zu reklamieren, das man nur mit Beitragserhöhungen beheben könne. Zahlen werden das Sie und ich. Sitzen diese verdammten Lobbyisten nun schon in der Regierung? Ich stelle fest: ja. In der FDP, aber auch in den anderen Parteien, die sich wieder einmal in souveräner Arroganz über das Volk hinweggesetzt haben. Schade, dass es noch keine elektronische Wählerkarte in Rot gibt. Schamloser hat selten eine Regierung ihr Volk gelinkt, als diese Schwarzblaugelbe.

In der Politik muss man wissen, *wann* man die heiklen Dinge präsentiert. Am besten tut man es, wenn in den Zeitungen die Headlines schon gebucht sind. »Rund um das WM-Viertelfinale erlebt Angela Merkel ihren besten Tag seit langem. Deutschland feiert, sie darf in die Kabine, Schweinsteiger umarmt sie«, lese ich in Süddeutschen vom 4. Juli. Zwar hatte Karl Heinz Däke vom Bund der Steuerzahler mal wieder darauf hingewiesen, dass eine Flugstunde mit der Regierungsmaschine ca. 10 000 Euro verschlingt, aber die Kanzlerin wusste, warum sie sich genau jetzt auf die Seite der Gewinner schlug. Wenig später nämlich, und pünktlich zu den Halbfinals der Fußballweltmeisterschaft (6. Juli: Uruguay/Niederlande, 2:3; 7. Juli: Deutschland/Spanien, 0:1), trat Merkels Gesundheitsminister Rösler vor die Kameras, um sein »Eckpunktepapier für eine Gesundheitsreform« zu präsentieren: den mühsam abgerungenen Schwur, die gemeinsame politische Linie der Koalition. Diese Leitlinie stellt für Deutschland gewiss die größere Niederlage dar, als das 0:1 von Durban. Das Eckpunktepapier ist wahrscheinlich das, was man »Wende« oder »Systemwechsel« nennen könnte: Weg von der weitgehend solidarischen gesetzlichen Krankenversicherung (GKV), hin zu einem am Ende fast ausschließlich von den Patienten und Versicherten getragenen Krankenversicherungsschutz. Der Teufel sitzt im Detail. Hatten wir bislang einen paritätische Finanzierung durch Arbeitgeber und Arbeitnehmer, so wird der Arbeitgeberbeitrag jetzt bei 7,3 Prozent festgefroren und den Arbeitnehmern im Effekt das Portemonnaie geöffnet. In Zukunft sind es nämlich allein noch die Versicherten, die Kostensteigerungen bei den gesetzlichen Krankenkassen zu tragen haben. Bereits heute finanzieren die Versicherten ca. 60 Prozent der Gesundheitskosten. Wissen die Bürger eigentlich, dass es in den letzten Jahren Kostensteigerungen von jeweils ca. 4 Prozent gab, während wir gleichzeitig von stagnierenden bis sinkenden Reallöhnen sprechen? So geht Politik in unserem Land.

Wie traurig, dass nicht nur die erste und zweite Gewalt im Staat, sondern auch die dritte, sich immer wieder für eine weitere Dehumanisierung im deutschen Gesundheitswesen hergibt. So geschehen am 25. Juni 2010, als die Zweite Strafkammer des Bundesgerichtshofs einen prekären Entscheid in Richtung Sterbehilfe fällte. Wer keine Patientenverfügung gemacht hat, ist jetzt arm dran. Schon bisher standen Patienten, die im Wachkoma lagen, in einem schlimmen Spannungsfeld. Rein ökonomisch gesehen, belastete dieser Patient die Kasse Tag für Tag mit immensen Kosten, während die Pflegeheime (rein ökonomisch gesehen) ein Interesse daran haben mussten, dass die künstliche Ernährung so lange fortgesetzt werden würde wie immer möglich. Sie verdienen ja daran, wie übrigens auch die Hersteller von Sondennahrung. Nun, fanden die Richter, man kann den Schlauch durchschneiden und den Patienten damit dem Tod überlassen. Es muss nur einer den Finger heben, der einmal gehört haben will, der Komapatient habe zu Lebzeiten geäußert, er wolle nicht künstlich ernährt werden. Prosaisches Ende einer Dienstfahrt. Eugen Brysch, GF der Hospiz-Stiftung, reagierte mit Entsetzen: »Ein spektakulärer Prozess für den Rechtsanwalt, ein schwarzer Tag für die Schwerstkranken in Deutschland … Über allem muss der Wille des Patienten stehen. Diesen Kern hat der Bundesgerichtshof leider nicht erkannt. Das Urteil sendet ein fatales Signal aus, dass dem Grundrecht Schwerstkranker auf Selbstbestimmung und Fürsorge nicht gerecht wird. Ohne Patientenverfügung dürfen lebenserhaltende Maßnahmen nur eingestellt werden, wenn der Betroffene früher glasklar gesagt hat, was er will und was nicht. Wenn zur Ermittlung des Patientenwillens aber wie in diesem Fall ein beiläufiges Vieraugengespräch ohne Zeugen ausreicht, ist dem Missbrauch Tür und Tor geöffnet … Jetzt ist die Politik am Zug. Mutmaßungen anderer über den tatsächlichen Willen des Betroffenen dürfen nicht tödlich sein.« Dem ist nichts hinzuzufügen, Herr Brysch.

Da ruft wieder einer nach der Politik. Hoffentlich antwortet ihm nicht Horst Seehofer: »Diejenigen, die entscheiden, sind nicht gewählt, und diejenigen, die gewählt werden, haben nichts zu entscheiden!«

Gefährlich wird's im Land, wenn Volksvertreter zu Industrievertretern werden. *Renate Hartwig*

Renate Hartwig

Der verkaufte Patient

Wie Ärzte und Patienten von der Gesundheitspolitik betrogen werden

»Von unseren Beiträgen wird alles finanziert, nur nicht die Behandlung der Patienten. Tausende von Parasiten saugen das Gesundheitssystem aus. Ganze Industriezweige leben auf Kosten der Versicherten. Und über allem thronen die Krankenkassen, deren wachsende Bürokratie alles zu verschlingen droht. Wir Patienten sind zur kommerziellen Ausplünderung freigegeben. In kurzer Zeit werden wir nicht mehr Patienten, sondern nur noch Objekte einer lückenlosen Wertschöpfungskette sein, die von der Erstuntersuchung in einer kommerziellen Poliklinik bis zur finalen Sterbeabwicklung in einem Seniorenheim reicht.«

Renate Hartwig

»Frau Hartwig, Sie haben ein bemerkenswertes
Buch geschrieben. Ich freue mich,
dass solche Bücher auf den Markt kommen.«

Prof. Dr. Fritz Beske, Direktor IGSF
(Institut für Gesundheits System Forschung, Kiel),
Ex-Staatssekretär im Sozialministerium Schleswig-Holstein

Pattloch